Gerhard-W. Schmeisl

Das Diabetes-Grundlagen-Buch

Ein Diabetes-Kurs in sechs Teilen

Bibliografische Information der Deutschen Bibliothek

Die Deutsche Bibliothek verzeichnet diese Publikation in der Deutschen Nationalbibliografie; detaillierte bibliografische Daten sind im Internet über <http://dnb.ddb.de> abrufbar.

ISBN 978-3-87409-545-7

Band 7 der Ratgeber-Reihe der Zeitschrift „Diabetes-Journal“
ISSN 1614-7081

Autor:
Dr. Gerhard-W. Schmeisl
Internist / Angiologie · Diabetologie
Sozialmedizin · Rehabilitationswesen
Diabetologe DDG

Chefarzt Deegenbergklinik
Lehrbeauftragter der Universität Würzburg
Burgstraße 21
97688 Bad Kissingen
E-Mail: schmeisl@deegenberg.de

Chefarzt Diabetologie Klinik Saale (DRV-Bund)
Pfaffstraße 10
97688 Bad Kissingen

Lektorat:
Nicole Finkenauer-Ganz

Fotos:
Fotolia / Kirchheim-Verlag

2. Auflage 2014

Kaiserstraße 41, 55116 Mainz
www.kirchheim-shop.de

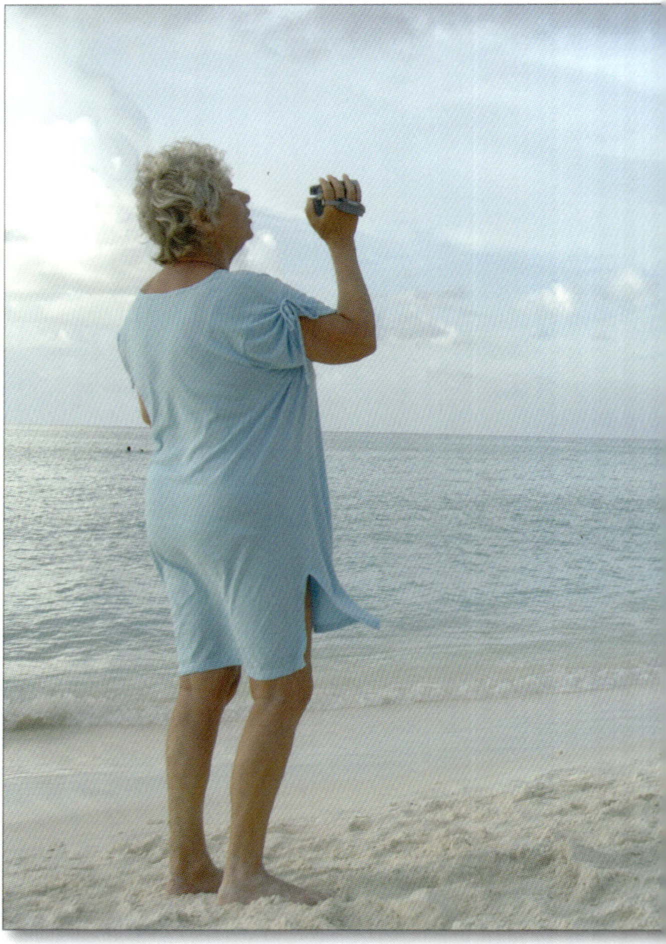

der Freizeit.

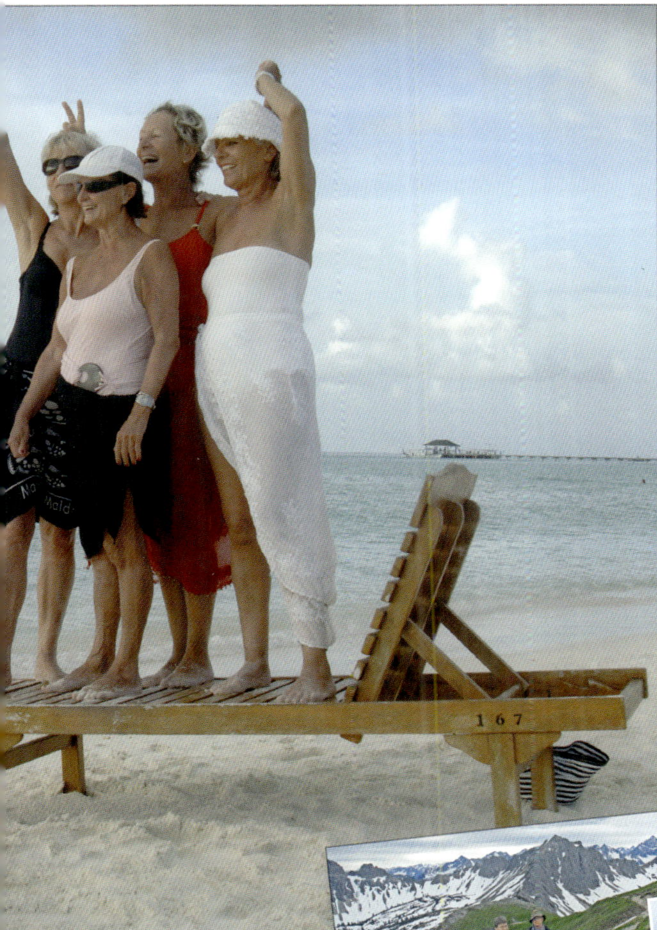

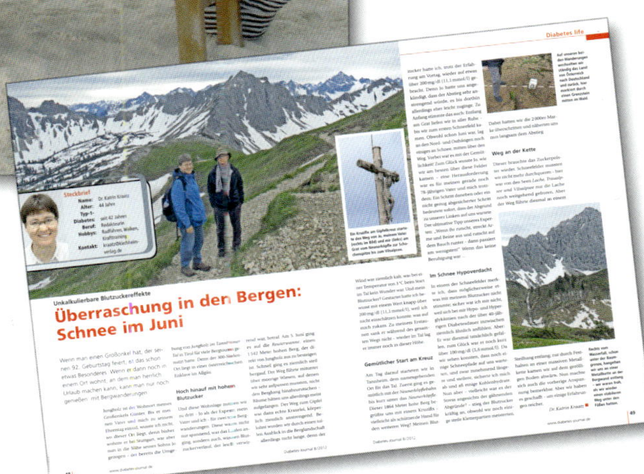
Diabetes life

Steckbrief
Name: Dr. Katrin Kraatz
Alter: 44 Jahre
Typ-1-Diabetes: seit 42 Jahren
Beruf: Redakteurin
Hobbys: Radfahren, Walken, Krafttraining
Kontakt: kraatz@kirchheim-verlag.de

Unkalkulierbare Blutzuckereffekte

Überraschung in den Bergen: Schnee im Juni

Wenn man einen Großonkel hat, der seinen 92. Geburtstag feiert, ist das schon etwas Besonderes. Wenn er dann noch in einem Ort wohnt, an dem man herrlich Urlaub machen kann, kann man nur noch genießen: mit Bergwanderungen.

Hoch hinauf mit hohem Blutzucker

Gemütlicher Start am Kreuz

Im Schnee Hypoverdacht

Weg an der Kette

Dr. Katrin Kraatz

48 www.diabetes-journal.de Diabetes-Journal 8/2012 49

nt –
urnal.

ente zur Geltung kommen.

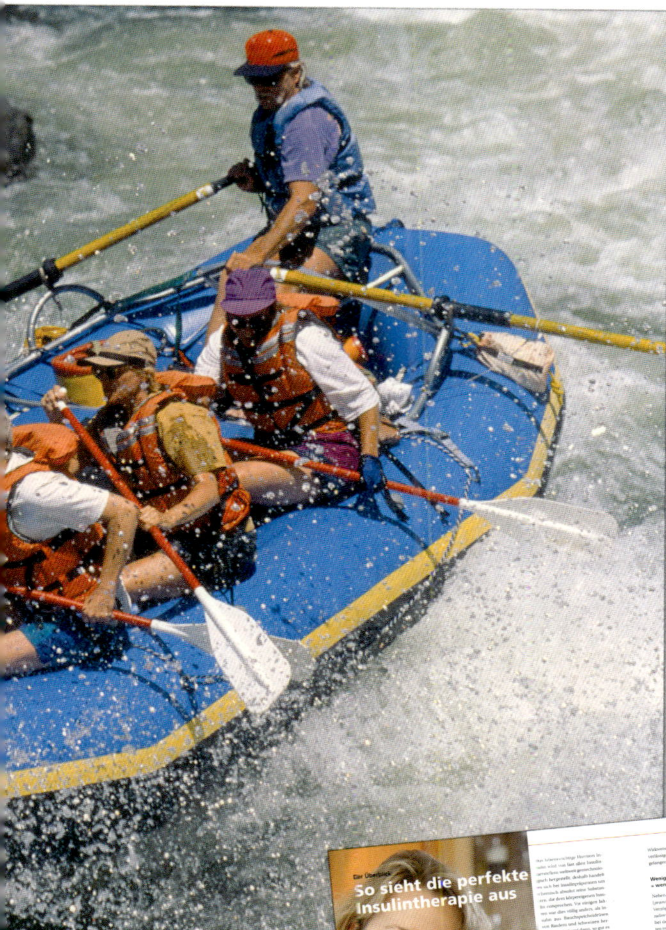

al sind Sie stets

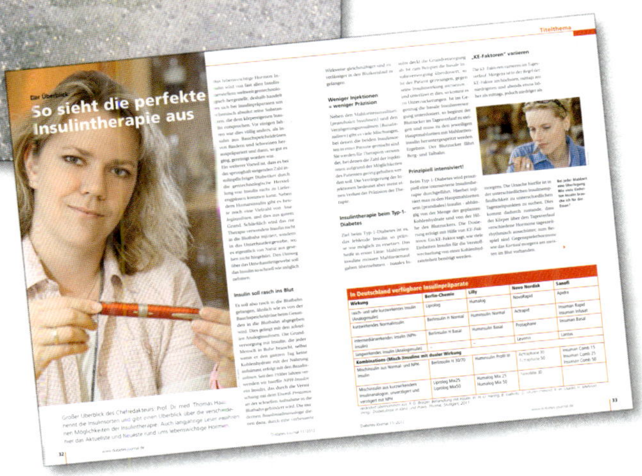

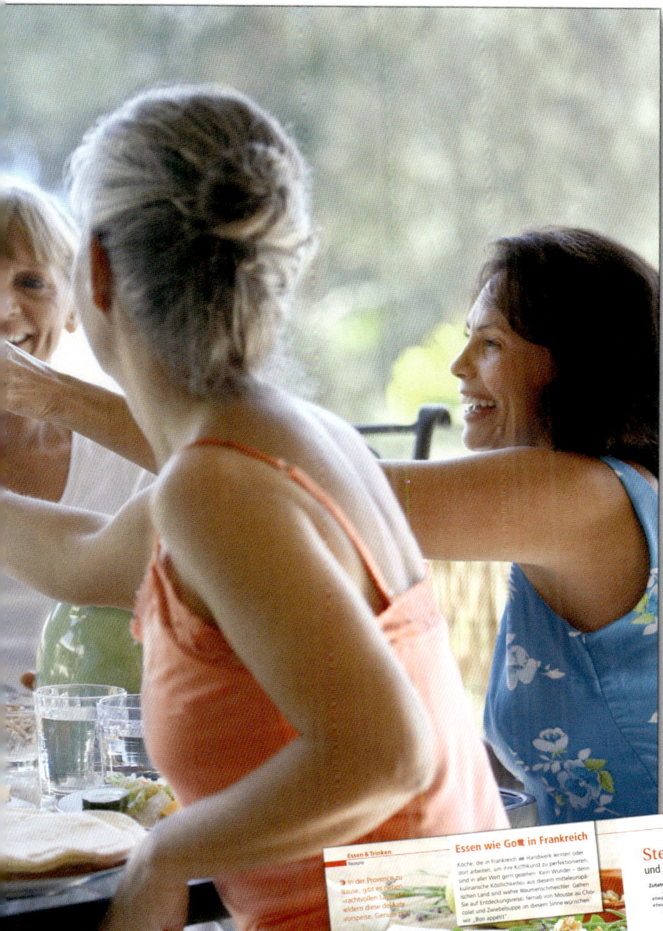

rnal müssen

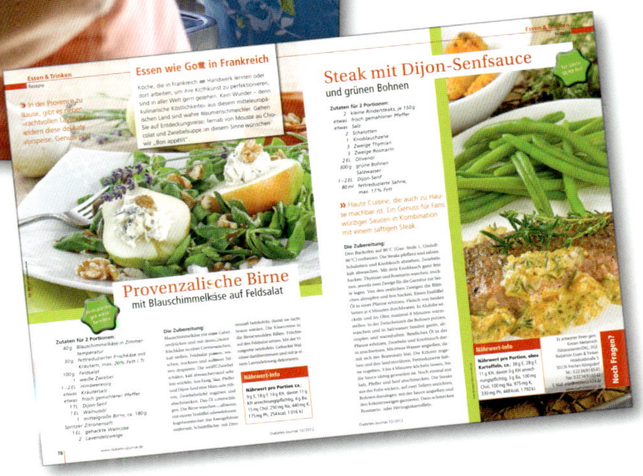

Essen & Trinken
Rezepte

In der Provence zu Hause, gibt es neben prachtvollen Lavendelfeldern diese delikate Vorspeise. Genuss pur!

Essen wie Gott in Frankreich

Köche, die in Frankreich ihr Handwerk lernten oder dort arbeiten, um ihre Kochkunst zu perfektionieren, sind in aller Welt gern gesehen. Kein Wunder – denn kulinarische Köstlichkeiten aus diesem mitteleuropäischen Land sind wahre Gaumenschmeichler. Gehen Sie auf Entdeckungsreise: fernab von Mousse au Chocolat und Zwiebelsuppe. In diesem Sinne wünschen wir „Bon appétit".

Provenzalische Birne
mit Blauschimmelkäse auf Feldsalat

Zutaten für 2 Portionen:

40 g Blauschimmelkäse in Zimmertemperatur
30 g fettreduzierter Frischkäse mit Kräutern, max. 20% Fett i. Tr.
100 g Feldsalat
1 weiße Zwiebel
1 - 2 EL Himbeeressig
etwas Kräutersalz
etwas frisch gemahlener Pfeffer
1 TL Dijon-Senf
1 EL Walnussöl
1 mittelgroße Birne, ca. 180 g
Spritzer Zitronensaft
1 EL gehackte Walnüsse
2 Lavendelzweige

Die Zubereitung:

Nährwert-Info

Nährwert pro Portion ca.: 9 g E, 18 g F, 14 g KH, davon 11 g KH anrechnungspflichtig, 4 g Ba, 15 mg Chol, 250 mg Na, 440 mg K, 175 mg Ph, 254 kcal, 1 016 kJ

78 www.diabetes-journal.de

Diabetes-Journal 10/2012

Steak mit Dijon-Senfsauce
und grünen Bohnen

Zutaten für 2 Portionen:

2 kleine Rindersteaks, je 150 g
etwas frisch gemahlener Pfeffer
etwas Salz
2 Schalotten
1 Knoblauchzehe
3 Zweige Thymian
3 Zweige Rosmarin
2 EL Olivenöl
300 g grüne Bohnen
Salzwasser
1 - 2 EL Dijon-Senf
80 ml fettreduzierte Sahne, max. 17% Fett

» Haute Cuisine, die auch zu Hause machbar ist. Ein Genuss für Fans würziger Saucen in Kombination mit einem saftigen Steak

Die Zubereitung:

Nährwert-Info

Nährwert pro Portion, ohne Kartoffeln, ca.: 38 g E, 28 g F, 11 g KH, davon 0 g KH anrechnungspflichtig, 3 g Ba, 100 mg Chol, 100 mg Na, 975 mg K, 330 mg Ph, 448 kcal, 1 792 kJ

Noch Fragen?
Es antworten Ihnen gern:
Kirsten Metternich
Redaktion Essen & Trinken
50226 Frechen-Königsdorf

Diabetes-Journal 10/2012

Inhaltsverzeichnis

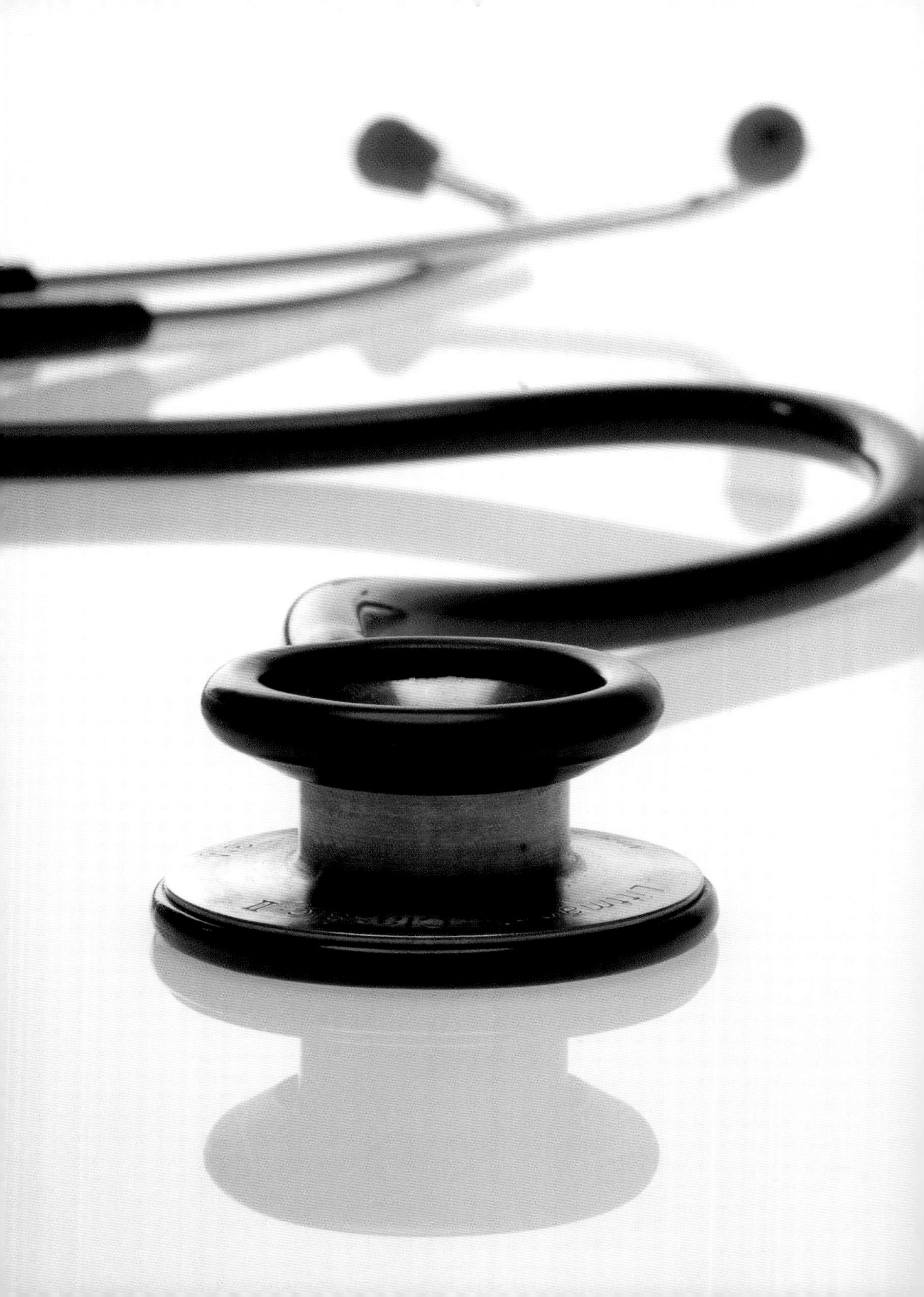

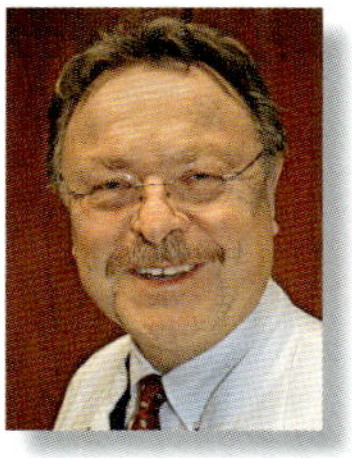

Sehr verehrte Leserinnen, sehr verehrte Leser

in meiner langjährigen Tätigkeit als Chefarzt einer Bundesmodelleinrichtung für Diabetes (Fürstenhof in Bad Kissingen, 1991-2004) habe ich durch den Umgang mit meinen Patienten eines gelernt: Es ist nicht entscheidend, was ich als Therapeut und Arzt möchte – es ist entscheidend, was die Betroffenen wollen.

In diesen Jahren habe ich vom Kirchheim-Verlag die ehrenvolle Aufgabe und Chance erhalten, im Diabetes-Journal mein Wissen im Diabetes-Kurs weiterzugeben. So versuche ich nun seit vielen Jahren, komplizierte medizinische Themen so aufzubereiten, dass auch Nicht-Mediziner etwas damit anfangen können.

2009 ist aus den Texten des Diabetes-Kurses das Diabetes-Grundlagen-Buch entstanden. Für die zweite Auflage, die Sie nun in Händen halten, ist der Inhalt gründlich überarbeitet und aktualisiert worden – allein schon wegen der vielen neuen Diabetes-Medikamente.

Die Erfahrungen der letzten Jahre – seit 2004 bin ich in der Deegenbergklinik und seit 2011 zusätzlich in der Klinik Saale (Diabetologie) tätig – sind ebenfalls in die neue Auflage eingeflossen. Und: Aktuellstes Wissen wurde so aufbereitet, dass Sie es rasch und gewinnbringend in Ihrem Alltag einsetzen können.

Ich würde mich freuen, wenn das vorliegende Buch für Sie zum „Motivationskick" wird. Ich wünsche Ihnen Freude beim Lesen und Erfolg bei der Umsetzung der neuen Erkenntnisse. Für Kritik und Anmerkungen bin ich immer offen.

Dem Kirchheim-Verlag danke ich für die gewohnt professionelle und patientenbezogene Umsetzung der neuen Vorschläge.

Herzlichst, Ihr

Dr. med. Gerhard-W. Schmeisl

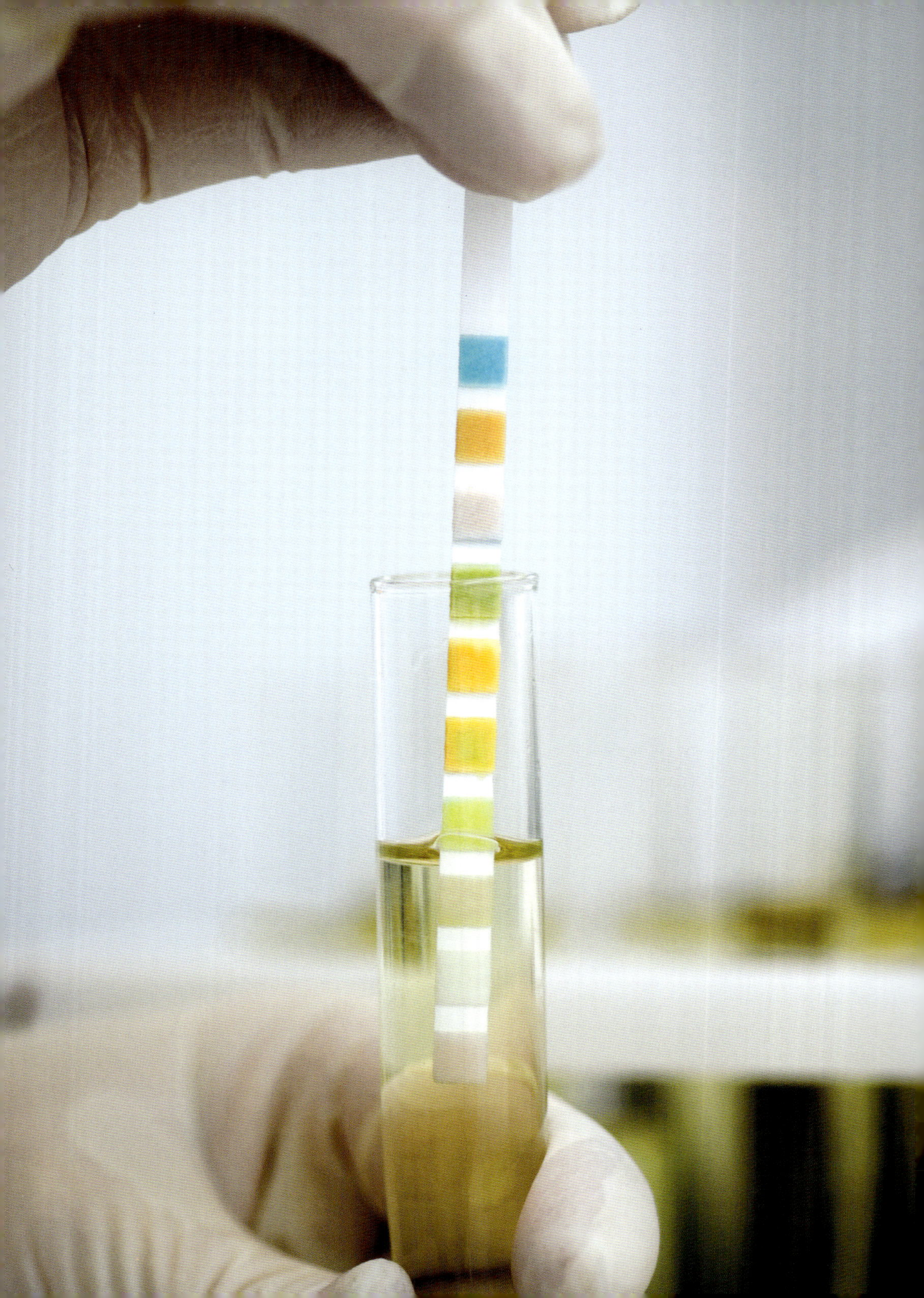

Entstehung des Diabetes und Blutzuckerkontrolle

Warum bekommen manche Menschen Diabetes? Sind allein die **Gene** schuld? Ist Diabetes heilbar? Wer darüber Bescheid weiß, kann selbst aktiv werden – auch wenn er schon länger Diabetes hat oder am **Wohlstandssyndrom** mit Übergewicht und Bluthochdruck leidet. Und wer sich mit dem Blutzucker-Langzeitwert **HbA_{1c}** auskennt, kann daraus die richtigen Schlüsse ziehen.

Die Rolle der Gene

Wird Diabetes vererbt?

Immer mehr Menschen erkranken weltweit an Diabetes – hauptsächlich an Typ-2-Diabetes. Übergewicht ist ein Risikofaktor für Typ-2-Diabetes, und der gewonnene Wohlstand ist leider allzu oft an der Körperfülle erkennbar. Liegt das alleine an zu viel Essen und mangelnder Bewegung? Oder spielt eventuell die Vererbung die entscheidende Rolle? Sind Menschen mit Typ-2-Diabetes selbst schuld an ihrer Erkrankung, oder können sie gar nichts dafür, weil die ererbten Gene so übermächtig sind?

__Pima-Indianer, Polynesier und Amerikaner mexikanischer Abstammung__ haben sehr häufig Diabetes – bis zu 35 von 100 von ihnen sind betroffen.

In Deutschland sind etwa 8 % der Gesamtbevölkerung an Diabetes erkrankt, 90 % davon an einem Typ-2-Diabetes. Die „Dunkelziffer", also die Rate an bisher nicht erkannten „Diabetesfällen", ist nach aktuellen Untersuchungen noch mal so hoch, wie die bereits erkannten (ca. 8 %!) bei Menschen im Alter zwischen 55 und 74 Jahren (Diabetes DE 4/2013). Die Diabeteshäufigkeit steigt mit zunehmendem Alter an: Während nur etwa 10 % aller Menschen mit Diabetes jünger als 50 Jahre sind, sind von den über 70-Jährigen bereits 50 % an Diabetes erkrankt.

Die Erkrankungshäufigkeit (besonders von Typ-2-Diabetes) nimmt insbesondere auch in den Entwicklungsländern und Schwellenländern zu (s. Tabelle unten).

Diabeteshäufigkeit in Deutschland
8 % der Gesamtbevölkerung
davon 10 % Typ-1-Diabetes
davon 90 % Typ-2-Diabetes

Weltweit erkranken die Menschen in Asien prozentual zwar am wenigsten häufig an Diabetes, aber auch ihre Zahl nimmt dramatisch zu, besonders in China, Indien und den Vereinigten Arabischen Emiraten etc. Bei den Pima-Indianern, die im US-Bundesstaat Arizona leben, aber auch in Polynesien und bei Amerikanern mexikanischer Abstammung beträgt die Diabeteshäufigkeit jedoch sogar bis zu 35 %!

Typ-2-Diabetes

Die Vererbung spielt bei der Entstehung des Diabetes Typ 2 eine deutlich stärkere

Erkrankungshäufigkeit und Verteilung, IDF Update 2012

Jahr	Erkrankungshäufigkeit	weltweit	Entwicklungsländer
1995	4 %	135 Millionen	93 Millionen
2012	8,7 %	371 Millionen	145 Millionen
2030		552 Millionen	

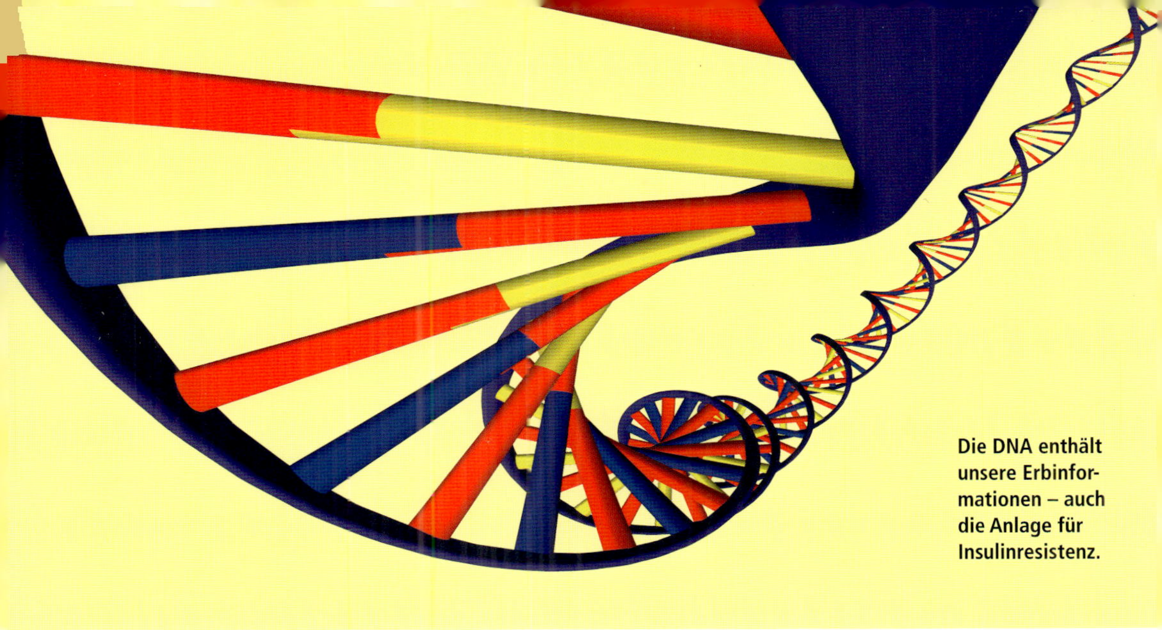

Die DNA enthält unsere Erbinformationen – auch die Anlage für Insulinresistenz.

Rolle als bisher angenommen. So haben Untersuchungen an Zwillingen gezeigt, dass z. B. bei eineiigen Zwillingen ein Typ-2-Diabetes in mehr als 90 % der Fälle bei beiden Geschwistern auftritt. Hat ein Elternteil Diabetes Typ 2, so beträgt

Diabetiker in Deutschland	
unter 50 Jahre	10 % aller Diabetiker
über 70 Jahre	50 % aller Diabetiker

die Wahrscheinlichkeit, an Diabetes zu erkranken, für das Kind etwa 60 %, haben Vater und Mutter einen Typ-2-Diabetes, steigt die Wahrscheinlichkeit bis auf 80 %.

Was wird genau vererbt?

Vererbt wird die sogenannte „Insulinresistenz" – nicht der Diabetes selbst. Insulinresistenz bedeutet, dass die Körperzellen auf eigenes und auch fremdes Insulin nicht mehr so gut ansprechen. Die Insulinresistenz betrifft vor allem die insulinabhängigen Organe wie die Skelettmuskulatur, die Leber und das Fettgewebe.

Untersuchungen zeigen, dass fast 40 % der nicht an Diabetes erkrankten Angehörigen von Typ-2-Diabetikern eine derartige Insulinresistenz haben, aber: Auch bereits etwa ⅓ der „gesunden Kontrollpersonen" in der „Allgemein-Bevölkerung" ist von der Insulinresistenz betroffen.

In den Genen ist die Erbinformation verankert. Bisher hat man leider noch kein einheitliches „Insulinresistenz-Gen" gefunden, sonst könnte man hier möglicherweise mit einer Behandlung ansetzen. Verantwortlich für die Insulinresistenz sind wahrscheinlich viele verschiedene Gene mit unterschiedlicher Ausprägung, die mit bestimmten Umweltfaktoren zusammenwirken – insbesondere mit Überernährung und mangelnder Bewegung.

Während die mangelnde Insulinempfindlichkeit (Insulinresistenz), insbesondere der Leber und des Fettgewebes, vor allem zu erhöhten Nüchtern-Blutzuckerwerten führt, ist die mangelnde Insulinempfindlichkeit der Muskulatur besonders an den erhöhten Blutzu-

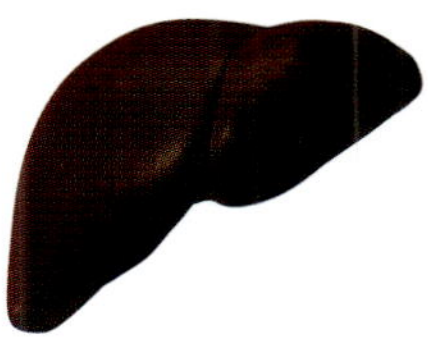

Die Leber ist ein insulinabhängiges Organ.

ckerwerten nach den Hauptmahlzeiten schuld. Diese Probleme nehmen wahrscheinlich bereits Jahrzehnte vor der Diabeteserkrankung ihren Anfang. Die zu Beginn aufgeworfene Frage „Wird Diabetes vererbt?“ muss also differenziert betrachtet werden.

***Insulinresistenz** von Leber und Fettgewebe: erhöhte Nüchtern-Blutzuckerwerte; Insulinresistenz der Muskeln: erhöhte Werte nach Hauptmahlzeiten.*

Trotz Erblast: Vorbeugen ist möglich

Bei der Entstehung des Typ-2-Diabetes spielt die vererbte Insulinresistenz die entscheidende Rolle – zusammen mit der gleichzeitig zunehmenden Unfähigkeit der insulinproduzierenden Betazellen, ausreichend Insulin zu den Mahlzeiten zur Verfügung zu stellen. Der Typ 2 Diabetiker hat also immer zwei Probleme! Die vererbte Anlage kommt jedoch nur zum Tragen, wenn das Körpergewicht durch

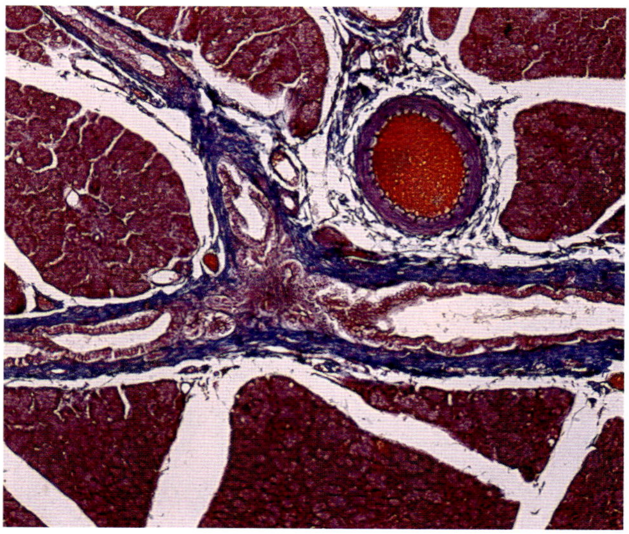

Eine Langerhanssche Insel unter dem Mikroskop. Die Betazellen in den Inseln produzieren Insulin.

hyperkalorische Ernährung über Jahre zunimmt und man sich gleichzeitig zu wenig bewegt. So nimmt die Insulinresistenz über Jahre eher zu, und es steigt die Wahrscheinlichkeit, dass ein Typ-2-Diabetes entsteht. Vorbeugen ist demnach möglich!

Dem Typ-2-Diabetes vorbeugen

Die Krankheit Typ-2-Diabetes wird nicht direkt vererbt, bei ihrer Entstehung spielt allerdings die ererbte Insulinresistenz eine entscheidende Rolle. Durch gesunde Ernährung und vor allem regelmäßige Bewegung kann man diesem Diabetes-Typ oft vorbeugen.

Typ-1-Diabetes

Der Typ-1-Diabetes wird durch eine chronische Entzündung verursacht. Dabei werden die insulinproduzierenden Betazellen in den Langerhans-Inseln der Bauchspeicheldrüse im Rahmen eines „Autoimmunprozesses“ langsam zerstört. „Autoimmun“ bedeutet, dass die eigene Immunabwehr die Betazellen als „fremd“ betrachtet und deshalb zerstört. Vererbt wird quasi die Anlage zu dieser besonderen Reaktion des eigenen Immunsystems.

Häufigkeit des Typ-1-Diabetes

1994 waren weltweit etwa 11,5 Millionen Menschen an Typ-1-Diabetes erkrankt, im Jahr 2010 werden es wahrscheinlich 23 Millionen sein. In Deutschland haben gegenwärtig etwa 300 000 Menschen einen Typ-1-Diabetes. Jährlich erkranken etwa 2100 – 2300 Menschen neu an Typ-1-Diabetes. Die Neuerkrankungsrate von Kindern und Jugendlichen ist in den letzten 20 Jahren um ca. 3,5 bis 4,5% besonders gestiegen, speziell bei Kindern unter 5 Jahren (5 – 7 %!)

Mit zunehmendem Alter sinkt die Wahrscheinlichkeit einer Erkrankung eher. Die Erkrankungshäufigkeit in den verschiedenen Ländern Europas variiert sehr stark, mit einem deutlichen Nord-

Süd-Gefälle: In Finnland erkranken etwa 30 Menschen pro 100 000 Einwohner, in Katalonien dagegen nur etwa 10. Eine Ausnahme ist Sardinien, dort erkranken 25 Menschen pro 100 000 Einwohner. Die niedrigste Rate findet man in Japan mit nur etwa 0,8 Erkrankungen pro 100 000 Einwohnern. In Deutschland erkranken etwa 1 400 Kinder und Jugendliche jährlich neu an Typ-1-Diabetes.

Die Wahrscheinlichkeit, in Mitteleuropa an einem Typ-1-Diabetes zu erkranken, beträgt nur etwa 0,3 – 0,6 % und ist davon abhängig, aus welchem Land man stammt und ob Typ-1-Diabetes in der Familie vorkommt. Auf eine genetische Grundlage deutet einiges hin: Während Geschwister eines Typ-1-Diabetikers mit der Wahrscheinlichkeit von cirka 3 % ebenfalls einen Typ-1-Diabetes bekommen, erkranken eineiige Zwillinge bis zu 30 % beide daran. Ein Kind, dessen Mutter Typ-1-Diabetes hat, bekommt mit einer Wahrscheinlichkeit von 4 % auch Typ-1-Diabetes; hat der Vater Typ-1-Diabetes, liegt sie mit etwa 6 % etwas höher. Haben beide Elternteile einen Typ-1-Diabetes, beträgt die Wahrscheinlichkeit cirka 8 %.

Auslöser für Typ-1-Diabetes

- Coxsackie-Viren
- Röteln-Viren
- bestimmte Umweltgifte (Toxine), einschließlich bestimmter Nahrungsbestandteile (z. B. Kuhmilch oder Soja)

Im Zusammenspiel mit zum Teil bekannten oder auch bis jetzt unbekannten Mechanismen gelten heute verschiedene Viren als Auslöser, aber auch Umweltgifte.

Die Vererbung des Typ-1-Diabetes stellt sich völlig anders dar als beim Typ-2-Diabetes. Vererbt ist die mögliche andersartige Reaktion unseres Immunsystems auf bestimmte äußere Einflüsse wie z. B. Virusinfektionen, möglicherweise moduliert durch Umwelteinflüsse und Nahrungsbestandteile; vererbt ist auch, dass das Immunsystem mit der Zerstörung der eigenen insulinproduzierenden Zellen reagiert.

Gegen einen Typ-1-Diabetes kann man sich aus heutiger Sicht nicht schützen.

Deshalb kann man sich gegen einen Typ-1-Diabetes aus heutiger Sicht nicht schützen, eine Erkrankung ist so leider auch noch im hohen Alter möglich – z. B. nach einer Virusinfektion mit Coxsackie-Viren (grippaler Infekt!) im Winter.

Fazit

Die Vererbung spielt entgegen früherer Vorstellungen beim Typ-2-Diabetes eine größere Rolle als beim Typ-1-Diabetes.

Im Gegensatz zum Typ-1-Diabetes, vor dem man sich bis heute praktisch nicht schützen kann, kann man die Entstehung des Typ-2-Diabetes jedoch in vielen Fällen hinauszögern, ja sogar vermeiden. Ein aktiver Lebensstil ist einer der Schlüssel dazu!

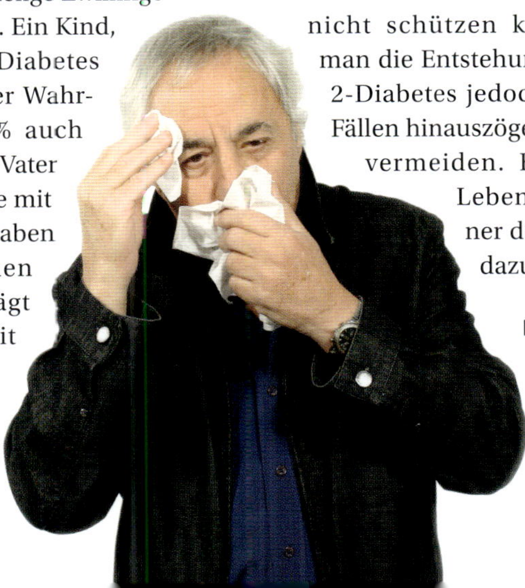

Durch eine Virusinfektion kann man noch im hohen Alter Typ-1-Diabetes bekommen.

Metabolisches Syndrom oder „Wohlstandssyndrom"

Der schleichende Weg zum Typ-2-Diabetes

Syndrom heißt: gleichzeitiges Vorliegen verschiedener Krankheitssymptome. Aus dem Griechischen; „syn-" bedeutet: zusammen.

Die Bevölkerung, vor allem in den hochentwickelten Industrienationen, wird immer schwerer. Mittlerweile kann man diese Entwicklung auch in Staaten wie Indien, China und den Vereinigten Arabischen Emiraten etc. beobachten. Ursachen dafür sind bei immer größerem „Wohlstand" Fehlernährung und Bewegungsmangel. Je nach Definition entwickeln 25 bis 40 % der Bevölkerung in Deutschland irgendwann ein Metabolisches Syndrom, auch „Wohlstandssyndrom" genannt.

Das gemeinsame Vorkommen von

- Übergewicht (Adipositas)
- Bluthochdruck (Hypertonie)
- Insulinresistenz (Diabetes Typ 2) und
- Fettstoffwechselstörungen

wurde bisher als „Metabolisches Syndrom" bezeichnet.

Ein Syndrom mit vielen Namen

Andere bisher gebräuchliche Bezeichnungen für das „Wohlstandssyndrom":

- Insulinresistenz-Syndrom
- Hyperinsulinämie-Syndrom
- „Tödliches Quartett"
- Metabolisches Syndrom (Stoffwechsel-Syndrom)
- Syndrom X

Von diesem Syndrom geht eine ganz besondere Gefahr aus: Schäden, vor allem an den großen Blutgefäßen, entwickeln sich quasi im Verborgenen, aber stetig und fortlaufend und oft lange, bevor der Diabetes Typ 2 entdeckt wird. Diese Schäden erhöhen das Risiko für Schlaganfall, Herzinfarkt und Amputation und entstehen immer öfter bereits in jungen Jahren. 13 % der deutschen Kinder sind übergewichtig, 6 % sogar adipös – das sind mehr als doppelt so viele wie vor 10 Jahren. Etwa 200 Jugendliche erkranken pro Jahr neu an Typ-2-Diabetes. Das entspricht einer Verfünffachung in den letzten 10 Jahren (Deutscher Gesundheitsbericht Diabetes 2008).

Von den in den USA im Jahr 2000 Geborenen wird etwa jeder 3. im Laufe seines Lebens an Diabetes erkranken. In Deutschland wird es bis 2010 voraussichtlich 10 Millionen Diabetiker geben, darüber hinaus gibt es heute bereits schätzungsweise etwa 2 bis 3 Millionen Menschen, die nicht wissen, dass sie bereits Diabetes haben (Deutscher Gesundheitsbericht Diabetes 2008).

Gefährlich: zu viel Fett am Bauch

In den letzten Jahren hat sich immer mehr herauskristallisiert, dass beson-

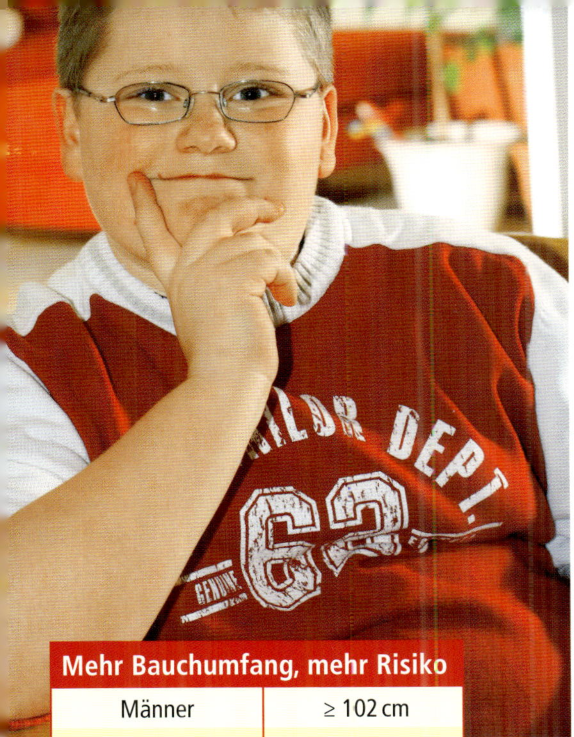

Mehr Bauchumfang, mehr Risiko	
Männer	≥ 102 cm
Frauen	≥ 88 cm

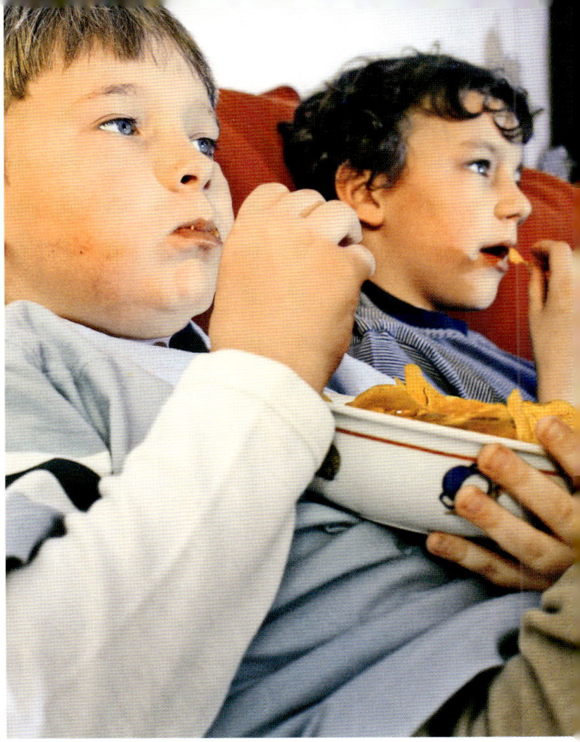

Dicke Kinder und Jugendliche haben schon ein erhöhtes Risiko für Schlaganfall und Herzinfarkt.

ders das Bauchfett bei der Entstehung der oft verheerenden Folgeschäden an den Blutgefäßen (Herz, Gehirn und Beine) eine entscheidende Rolle spielt – neben Übergewicht, Bluthochdruck und Fettstoffwechselstörungen. Bauchfett meint hier das Fett, das sich um die Eingeweide herum gebildet hat, also nicht das Unterhautfettgewebe (subkutanes Fett), in das Insulin gespritzt wird. Die Menge an Bauchfett ist sehr einfach zu bestimmen: Man muss nur den Bauchumfang in Höhe des Bauchnabels messen, die Richtwerte für Europäer sehen Sie in der Tabelle oben.

Der Umfang des Bauches mit dem darin enthaltenen Eingeweidefett sagt viel mehr als die Messung des Körpergewichtes und die Berechnung des BMI (Body-Mass-Index) etwas darüber aus, wie wahrscheinlich die Entwicklung von Folgeschäden insbesondere an den großen Blutgefäßen ist. So führt bereits eine Zunahme des Bauchumfanges um 15 cm zu einer Steigerung des Risikos für Herzinfarkt und Schlaganfall um bis zu 40 %. Drei Zentimeter mehr als der angegebene Richtwert bedeuten bereits eine zu erwartende verringerte Lebenserwartung von etwa einem Jahr.

Nach offiziellen Schätzungen haben etwa 25 Millionen Menschen in Deutschland ein Wohlstandssyndrom. Das hängt stark mit dem Übergewicht zusammen, insbesondere mit der Zunahme des Bauchumfanges.

Der Bauchumfang zeigt viel besser als der Body-Mass-Index, wie hoch das Risiko für einen Herzinfarkt oder Schlaganfall ist.

Insulinresistenz: auf dem Weg zum Typ-2-Diabetes

Entscheidender Faktor bei der Entstehung und dem Fortschreiten des Metabolischen Syndroms ist die Insulinresistenz, verbunden mit zu wenig Bewegung und dem sich so rasch entwickelnden Übergewicht. Die Forschung geht heute davon aus, dass die Vererbung beim

Typ-2-Diabetes eine entscheidende Rolle spielt. Vererbt wird aber nicht der Diabetes selbst, sondern die Insulinresistenz. Insulinresistenz bedeutet, dass Körperzellen unempfindlich für Insulin geworden sind. Insulin bewirkt, dass Zucker (Glukose) aus dem Blut in die Zellen gelangt. Bei Insulinresistenz sind vor allem die Muskeln, aber auch das Fettgewebe und die Leber nicht mehr in der Lage, rasch größere Mengen Zucker aus dem Blut aufzunehmen und zu verbrennen. Grund ist die schlechtere Wirkung des eigenen Insulins: Die Zellen sprechen auf das Hormon Insulin nicht mehr so gut an – sie sind resistent geworden, und im Körper herrscht ein „relativer Insulinmangel". Dies wiederum wirkt sich auch auf den Fettstoffwechsel negativ aus und fördert die Entstehung des Bluthochdrucks.

Sind die insulinproduzierenden Betazellen erschöpft, müssen auch Typ-2-Diabetiker Insulin spritzen.

Über viele Jahre hinweg versuchen die Betazellen eines Menschen mit Metabolischem Syndrom, die Insulinresistenz auszugleichen, indem sie mehr Insulin produzieren (Mehrsekretion). So gelingt es dem Körper oft über viele Jahre, den Blutzucker noch in der Norm zu halten und die Insulinresistenz zu kompensieren, bis die Betazellen schließlich erschöpft sind. Jetzt ist auch für Typ-2-Diabetiker der Zeitpunkt gekommen, Insulin zu spritzen!

Das Bauchfett ist eine Hormonfabrik

Während dieser oft langen Kompensationsphase mit deutlich erhöhter Insulinproduktion kommt es auch zu einem immer dramatischer werdenden Anstieg des schlechten (LDL) und Absinken des guten Cholesterins (HDL) sowie dem Auftreten von sehr dichten Fettpartikeln (dichte LDL- Partikel), die für die Entstehung der arteriosklerotischen Plaques (Ablagerungen an den Gefäßwänden) verantwortlich sind.

Ein Großteil dessen, was Ärzte bei Patienten mit Diabetes in ihrer täglichen Routine behandeln, lässt sich im Wesentlichen auf die Folgen von zu viel Bauchfett zurückführen. Schleichend sammelt sich das Fett am Bauch an und wird anfangs von kaum jemandem ernst genommen – bis die massive Ansammlung von Fett im Bauch gesundheitliche Probleme macht. Erst in den letzten Jahren hat man erkannt, dass die Bauchfett-Zellen quasi eine „ Fabrik" für viele Hormone und Wachstumsfaktoren sind, die letztlich Insulin-, Blutzucker-, und Fettstoffwechsel beeinträchtigen,

Kriterien für das Metabolische Syndrom

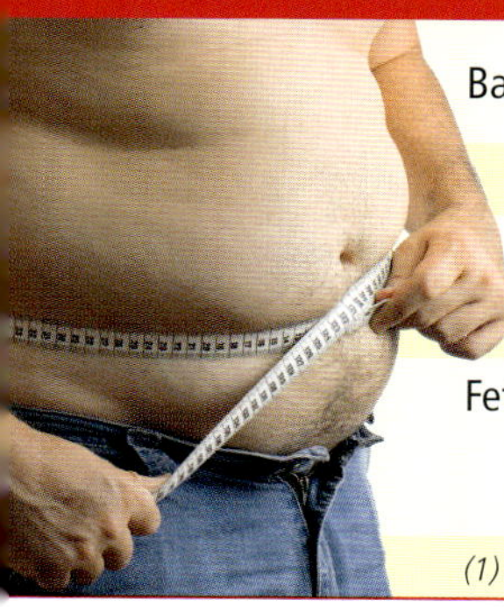

Bauchumfang	Männer ≥ 102[1] cm, Frauen ≥ 88[1] cm Männer ≥ 94[2] cm, Frauen ≥ 80[2] cm
Und zusätzlich 2 der folgenden Kriterien:	
Blutdruck	≥ 130/85 mmHg
Nüchternblutzucker	> 100 mg/dl (5,6 mmol/l) (oder Typ-2-Diabetes)
Fettstoffwechselstörungen	Triglyceride > 150 mg/dl (> 1,7 mmol/l) HDL (= „gutes" Cholesterin): Männer < 40 mg/dl, Frauen < 50 mg/dl (< 1,0 mmol/l)

(1) NCEP (National cholesterol education program), ADA; (2) International Diabetes Federation, IDF 2005

Hormonfabrik Bauchfett

Die Bauchfettzellen produzieren viele Hormone und Wachstumsfaktoren, die unter anderem die Insulinresistenz verstärken und Entzündungen an den Blutgefäßen hervorrufen können.

die Insulinresistenz verstärken und verschiedene Entzündungsreaktionen an den Blutgefäßen anstoßen. Das erhöhte Risiko für thrombotische Verschlüsse in den Blutgefäßen bis hin zu einer generellen Störung der Funktion der Blutgefäße selbst kann auf das vermehrte Bauchfett zurückgeführt werden. So sind manche von den in den Fettzellen hergestellten Hormonen (z. B. Leptin) im Blut erhöht. Andere Hormone (z. B. Adiponektin) sind bei Übergewichtigen mit Bauchfettsucht dagegen stark erniedrigt. Einige neu entwickelte Medikamente sind offensichtlich in der Lage, den Adiponektinspiegel im Blut anzuheben und so krankhaftes Übergewicht wieder langsam abzubauen.

Typ-2-Diabetes vermeiden

Da häufig zum Zeitpunkt der Diagnose Typ-2-Diabetes schon Folgeschäden insbesondere am Herz-Kreislauf-System vorliegen, macht es deshalb umso mehr Sinn, bereits das Metabolische Syndrom (Prä-Diabetes) konsequent zu behandeln. Basistherapie sollte sein: regelmäßige Bewegung, kombiniert mit einer kalorienbewussten Ernährung – auch wenn neue Medikamente sich möglicherweise durchaus positiv auswirken können. Alleine durch mehr Bewegung und gesündere Ernährung könnte die Insulinresistenz vermindert, Übergewicht abgebaut und auch die Entstehung des Diabetes Typ 2 hinausgezögert oder sogar vermieden werden.

Durch eine einfache Maßnahme, nämlich die Messung des Bauchumfanges, des Blutdrucks und einiger Laborwerte (Blutzucker, Blutfette), lässt sich heute ein Metabolisches Syndrom nachweisen. Bei rechtzeitiger konsequenter Therapie könnten häufig die verheerenden Folgeschäden wie Herzinfarkt, Schlaganfall und Amputationen vermieden werden. Die „Bauchumfang-Diagnostik“ ist verlässlich und einfach durchzuführen und sollte in Zukunft zum Standardrepertoire der Untersuchung eines jeden Übergewichtigen gehören.

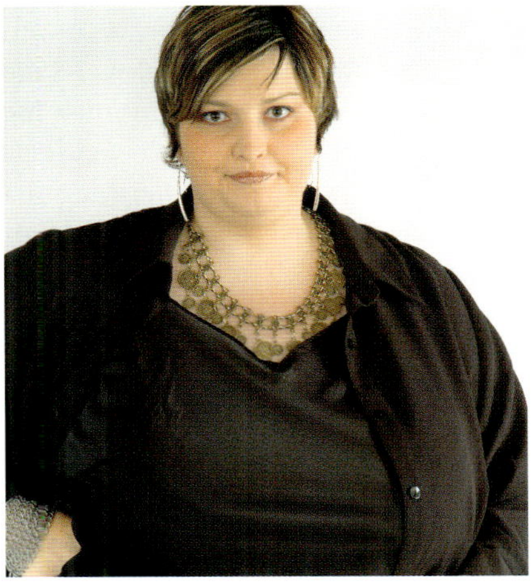

Das Hormon Adiponektin erhöht die Insulinempfindlichkeit der Körperzellen. Bei Übergewichtigen mit Bauchfettsucht ist der Adiponektin-Spiegel stark erniedrigt. (Die anderen Hormone des Bauchfetts sind alle erhöht!)

Fazit

Der Weg zum Typ-2-Diabetes ist schleichend und führt über zu viel Wohlstand, der sich vor allem in einem passiven Lebensstil und nicht angemessener Ernährung zeigt. Aber der Weg muss nicht zwangsläufig zu Ende gegangen werden. Durch einen neuen, aktiven Lebensstil lassen sich die schwerwiegenden Folgen des Wohlstands abmildern oder sogar vermeiden.

Blutzucker-Langzeitgedächtnis HbA_{1c}-Wert

Weist der HbA_{1c} sicher auf Folgeschäden hin?

Die beim Essen mit der Nahrung aufgenommenen Kohlenhydrate (z. B. in Brot, Nudeln, Schokolade) werden vom Darm aufgenommen und bewirken letztendlich einen Anstieg des Zuckers im Blut (Anstieg des Glukosespiegels). Durch die direkte Messung des Blutzuckers kann man so selbst und unmittelbar sehen, wie sich z. B. die letzte „Schlemmerorgie" auswirkt. Damit der Hausarzt nichts davon merkt, haben sich Diabetiker früher häufig einige Tage vor dem Arztbesuch „am Riemen gerissen": Sie haben weniger gegessen, manchmal sogar mehr Sport getrieben – alles nur, um bei der nächsten Blutzuckerkontrolle mit einem möglichst guten Wert zu glänzen.

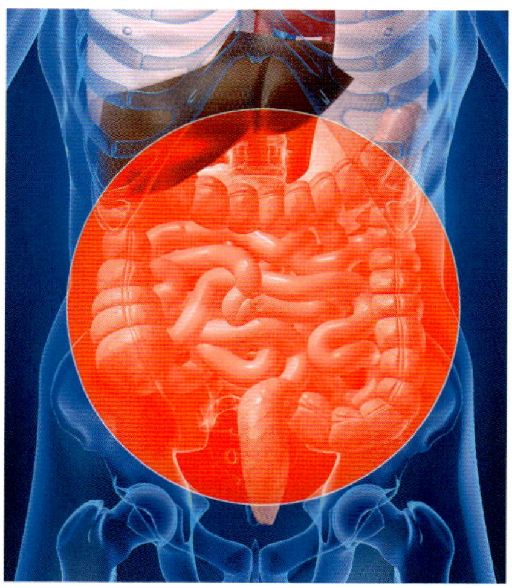

Der Darm verarbeitet im Laufe eines 75-jährigen Lebens 30 Tonnen Nahrung und 50 000 Liter Flüssigkeit.

Die meisten Menschen mit Diabetes wissen heute, dass ihnen dieser einzelne gute Wert nichts nützt, sondern ein Trugschluss ist! Seit vielen Jahren kann nämlich der Arzt durch die Bestimmung des HbA_{1c}-Wertes die mittleren Blutzuckerwerte der letzten etwa 6 bis 8 Wochen seiner Patienten ablesen. Deshalb nennt man den HbA_{1c}-Wert auch Blutzucker-Langzeitwert. So ist eine Täuschung praktisch unmöglich – es wäre ja auch eine Selbsttäuschung!

HbA_{1c} regelmäßig kontrollieren

Für viele Menschen mit Typ-2-Diabetes hat es sich bewährt, den Blutzucker-Langzeitwert alle 3 bis 6 Monate beim Arzt kontrollieren zu lassen.

Warum den HbA_{1c}-Wert messen?

Unbestritten ist, dass erhöhte Blutzuckerwerte sowohl nüchtern als auch insbesondere nach dem Essen die Mikroangiopathie fördern. Mikroangiopathie nennt man die Schäden an den kleinen Blutgefäßen sowie Netzhaut-, Nieren-, und Nervenschäden. Wie groß die Schä-

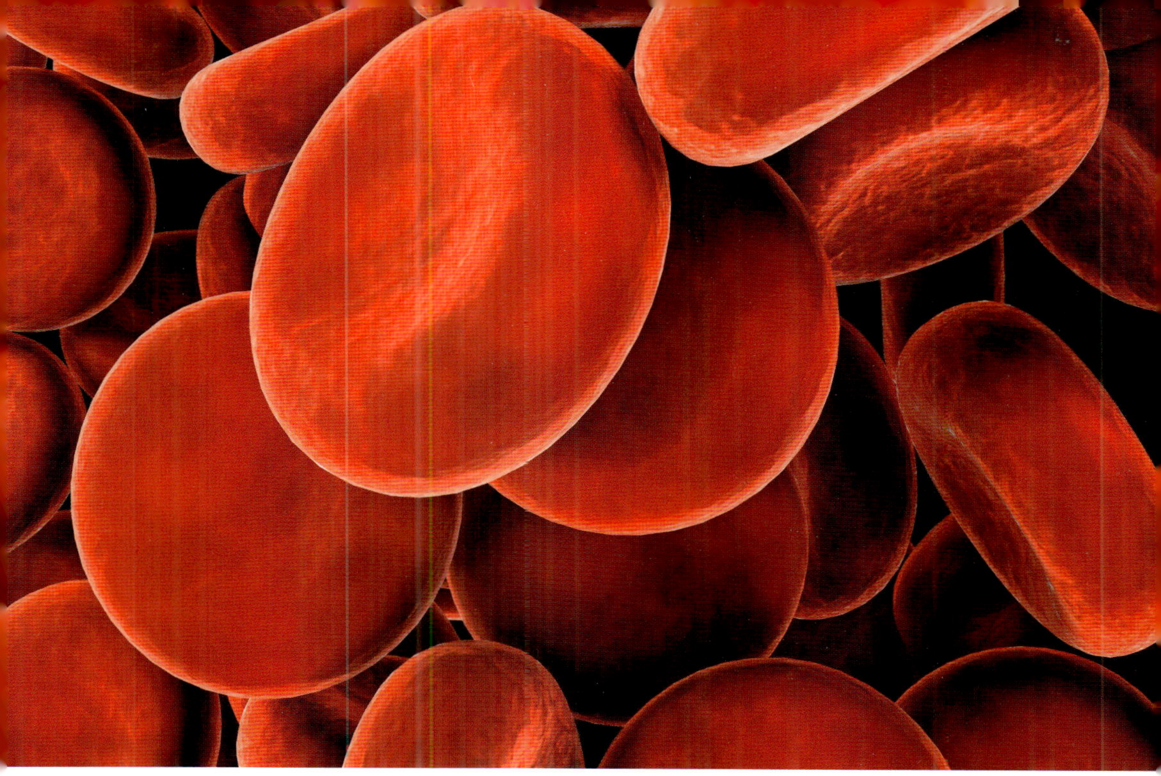

den sind, hängt vor allem von der Dauer des Diabetes und der Höhe der Blutzuckerspiegel ab. Aber auch Folgeschäden wie Herzinfarkte und Schlaganfälle (Makroangiopathie) scheinen Folge erhöhter Blutzuckerwerte insbesondere nach den Mahlzeiten zu sein.

Wie gut der Blutzucker eingestellt ist, lässt sich prinzipiell überprüfen, indem man mehrfach täglich den Blutzucker misst. Viele Menschen mit Typ-2-Diabetes testen aber nicht regelmäßig. Bei Typ-2-Diabetikern, die mit Diät und/oder blutzuckersenkenden Tabletten behandelt werden, ist das regelmäßige, täglich mehrfache Messen auch nicht notwendig. Oft reicht es, ein- bis zweimal pro Woche ein Blutzuckertagesprofil zu erstellen, entweder selbst zu Hause oder beim Hausarzt. Gerade für diese Menschen hat es sich bewährt, viertel- bis halbjährlich den HbA_{1c}-Wert zu bestimmen.

Zucker-Langzeitgedächtnis HbA_{1c}-Wert

Jeder Erwachsene hat etwa 12 bis 14 g roten Blutfarbstoff (Hämoglobin) in 100 ml seines Blutes (HbA_0 ist das Erwachsenen-Hämoglobin – das „A" steht für das englische Wort Adult = Erwachsen). Der rote Blutfarbstoff ist ein Eiweiß, und HbA_1 mit

Roter Blutfarbstoff (Hämoglobin) verbindet sich mit Glukose. Zu wie viel Prozent gibt der HbA_{1c}-Wert an.

Die 4 wichtigsten Punkte zum HbA_{1c}-Wert

- Der HbA_{1c}-Wert gibt ungefähr die mittlere Blutzuckerhöhe der letzten 6 bis 8 Wochen an.
- Je länger und häufiger die Blutzuckerwerte eines Menschen erhöht sind, umso höher ist der HbA_{1c}-Wert bei der nächsten Blutuntersuchung beim Arzt.
- Ein niedriger HbA_{1c}-Wert bedeutet: gute Blutzuckereinstellung während der letzten 6 bis 8 Wochen.
- Ein hoher HbA_{1c}-Wert bedeutet: schlechte Blutzuckereinstellung während der letzten 6 bis 8 Wochen.
- Der HbA_{1c}-Wert dient mittlerweile auch zur Diagnose eines Diabetes ($HbA_{1c} < 5,7\,\%$!).

Gründe für falsch erniedrigte oder falsch erhöhte HbA_{1c}-Werte		
Werte falsch …	**HbA_{1c}-Wert**	**Anmerkung**
bei besonderer Form der Blutarmut (hämolytische Anämie)	falsch erniedrigt	Überlebenszeit der roten Blutkörperchen verkürzt
bei Neugeborenen	falsch erniedrigt	
bei Polyzythämie (Erkrankung mit Vermehrung aller Blutzellen, besonders der roten Blutkörperchen)	falsch erhöht	Überlebenszeit der roten Blutkörperchen verlängert
nach Milzentfernung	falsch erhöht	
bei Thalassämien (Störungen im Hämoglobin-Aufbau)	falsch erniedrigt	

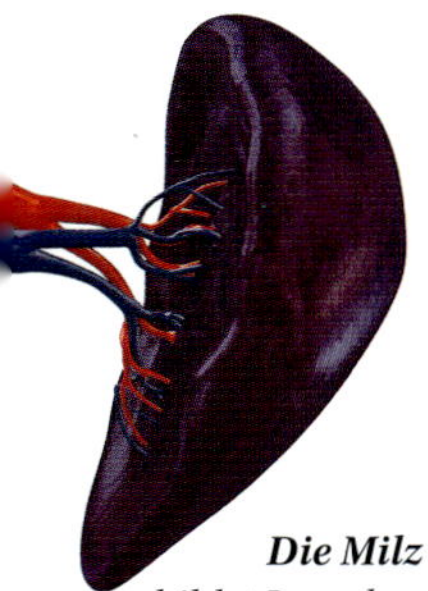

Die Milz *bildet Lymphozyten, die zu den weißen Blutkörperchen gehören, und sortiert alte rote Blutkörperchen aus.*

der tiefgestellten Eins ist ein Sammelbegriff für alle im Blut nachweisbaren Zucker-Eiweiß-Verbindungen. Das kleine, tiefgestellte C im Hämoglobin A_{1c} steht für den Anteil an rotem Blutfarbstoff im Blut, der speziell mit der Glukose (Traubenzucker) verbunden ist. Da der rote Blutfarbstoff mit 70 % den größten Anteil am Hämoglobin A_1 ausmacht, ist er für uns auch der wichtigste Wert im Alltag. Der HbA_{1c}-Wert gibt also den Prozentanteil des Hämoglobins in unserem Blut an, der mit Glukose (Traubenzucker) verbunden ist – in der Regel nur 5 – 6 % des Gesamthämoglobins. Je länger und häufiger die Blutzuckerwerte eines Menschen erhöht sind, umso höher ist der HbA_{1c}-Wert bei der nächsten Blutuntersuchung beim Arzt. Die Verbindung Glukose – Hämoglobin ist zunächst locker, wird jedoch nach einigen Stunden fest und bleibt so lange erhalten, bis die roten Blutkörperchen nach etwa 100 bis 120 Tagen „sterben", also in der Milz abgebaut werden. Diese Zusammenhänge nutzt man als „Zuckerlangzeitgedächtnis", welches uns ermöglicht, eine ungefähre Aussage über die mittlere Blutzuckerhöhe der letzten 6 bis 8 Wochen zu treffen. Da nicht alle Blutkörperchen an einem Tag komplett in der Milz abgebaut werden, sondern dieser Austausch langsam vonstattengeht, sagt der HbA_{1c}-Wert nichts aus über den Blutzuckerverlauf der gesamten letzten 12 Wochen.

Weil eine korrekte Beurteilung des HbA_{1c}-Wertes an die Überlebensdauer der roten Blutkörperchen gekoppelt ist, kann ein falsch hoher oder niedriger Wert entstehen, wenn das Wachstum oder der Abbau der roten Blutkörperchen gestört ist (siehe Tabelle oben).

Da der Blutzucker mit dem Blut in alle Organe des Körpers gelangt, kann er sich fast überall mit den dort vorhandenen Eiweißen verbinden, zum Beispiel an Membranen der Niere, der Nerven und der Blutgefäße. Diese können dadurch so verändert werden, dass es zu Folgeschäden kommen kann (z. B. Neuropathie, Retinopathie, Nephropathie). Die Reaktion des roten Blutfarbstoffes (des Eiweißes Hämoglobin) mit dem Blutzucker in unseren roten Blutkörperchen ist somit eine Art „Stellvertreterreaktion" für das, was sonst so in unserem Körper geschieht.

Warum ist der HbA_{1c}-Wert wichtig?

Deshalb bedeutet ein hoher HbA_{1c}-Wert auch indirekt eine höhere Wahrscheinlichkeit für die Entstehung von diabetischen Folgeschäden. Studien haben weiterhin gezeigt, dass es dabei keinen Grenzwert gibt (UKPDS, 1998). Je niedriger also der HbA_{1c}-Wert ist, umso weniger wahrscheinlich ist es, dass diabetische Folgeschäden entstehen. Je höher der HbA_{1c}-Wert ist, umso höher ist das Risiko, dass der Diabetes Folgeschäden nach sich zieht (s. Tabelle unten).

Dass ein niedriger HbA_{1c}-Wert nicht automatisch auch eine optimale Blutzuckereinstellung widerspiegelt, zeigt die Tatsache, dass ein niedriger Wert oft bei Diabetikern zu finden ist, die häufig Unterzuckerungen haben. Der anzustrebende HbA_{1c}-Wert muss daher individuell festgelegt werden, wobei bei einem Typ-1-Diabetiker üblicherweise nach den Leitlinien der Deutschen Diabetes-Gesellschaft (DDG) Werte unter 6,0 (42 mmol/mol Hb), bei einem Typ 2 Diabetiker unter 6,5 % (48 mmol/mol Hb) angestrebt werden. ADA, EASD und IDF empfehlen hier aber einen Wert unter 7 % (53 mmol/mol Hb). Dabei sollten Begleiterkrankungen (z. B. Zustand nach Herzinfarkt, Schlaganfall oder anderen Gefäßschäden) beachtet werden. Das heißt: Nicht bei jedem Patienten wird um jeden Preis ein so niedriger HbA_{1c}-Wert angestrebt (ACCORD-Studie), insbesondere nicht bei Patienten, die be-

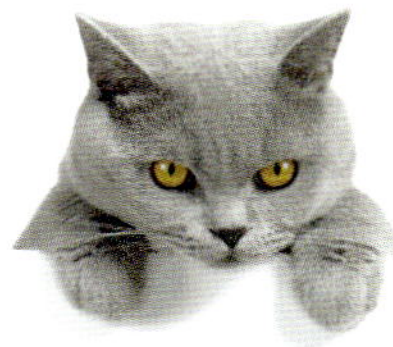

Für Katzen mit Diabetes *ist die Bestimmung des Fruktosamin sinnvoller, da ihr Blutzuckerwert sehr stark schwankt (z. B. bei Stress).*

Der HbA_{1c}-Wert und die Qualität der BZ-Einstellung

	HbA_{1c} in % (mmol/mol Hb)	Mittlerer BZ in mg/dl	Mittlerer BZ in mmol/l
sehr gut	4,4 (25)	80	4,4
	4,7 (28)	88	4,9
	5,0 (31)	95,8	5,4
	5,3 (34)	105	5,8
	5,6 (38)	114	6,3
	5,9 (41)	123	6,8
	6,2 (44)	131	7,3
	6,5 (48)	140	7,8
gut – befriedigend	7,0 (53)	154	8,6
	7,5 (58)	169	9,4
schlecht	7,7 (61)	174	9,7
	8,0 (64)	183	10,2
	8,3 (67)	192	10,6
	8,6 (70)	200	11,1
	9,2 (77)	217	12,1
	9,8 (84)	235	13
	10,4 (90)	252	14

Der HbA_{1c}-Wert gibt Auskunft über die mittleren Blutzuckerwerte der letzten 6 – 8 Wochen.

reits Herz- oder Gefäßschäden haben! Die in verschiedenen Labors bestimmten HbA_{1c}-Werte können je nach der verwendeten Bestimmungsmethode mehr oder weniger stark voneinander abweichen. Deshalb sollten nur HbA_{1c}-Werte miteinander verglichen werden, die mit der gleichen Bestimmungsmethode ermittelt wurden.

***Bei der Neueinstellung** kann es nützlich sein, den Fructosaminwert zu bestimmen: Man kann damit schneller Veränderungen bestimmen.*

Den Blutzuckerverlauf bestimmen

Der HbA_{1c}-Wert eignet sich nicht dazu, den Blutzuckerverlauf anzuzeigen. Eine bessere Möglichkeit, auch kurzfristige Blutzuckerverläufe zu erfassen, bietet die Bestimmung des Fructosamins. Fructosamin ist „glykiertes Albumin" im Blut – ein Sammelbegriff für mehrere verschiedene verzuckerte Eiweiße. Mit ihrer Bestimmung lassen sich Blutzuckerveränderungen in den letzten 2 bis 3 Wochen nachweisen. Fructosamine haben nichts mit dem Fruchtzucker (Fructose) zu tun. Ein hoher Fructosaminwert bedeutet eine schlechte Blutzuckereinstellung während der letzten 2 bis 3 Wochen, ein niedriger Fructosaminwert dagegen eine optimale Blutzuckereinstellung. Wegen der „schnelleren" Reaktion des Fructosamins ist seine Bestimmung gerade bei der Neueinstellung von Patienten gelegentlich von Nutzen – weil der Fructosamin-Wert rascher abfällt als der HbA_{1c}-Wert, wenn die Blutzuckereinstellung sich verbessert. Da es bei der Bestimmung des Fructosaminwertes jedoch nicht selten methodische Schwierigkeiten gibt, wird sie in der Praxis nur selten angewendet.

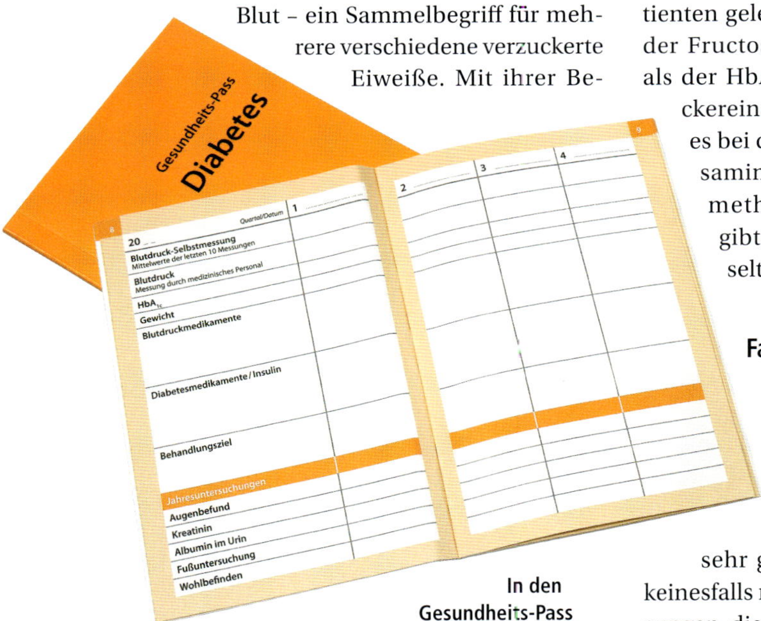

In den Gesundheits-Pass Diabetes werden die Messwerte eingetragen – z. B. auch der HbA_{1c}-Wert.

Niedriger HbA_{1c} – immer gut?

Allgemein gilt: Je niedriger der HbA_{1c}-Wert ist, desto niedriger ist auch das Risiko für Diabetes-Folgeschäden. Aber auch Diabetiker, die oft an Unterzuckerungen leiden, haben oft einen niedrigen Blutzucker-Langzeitwert.

Fazit

Die Bestimmung des HbA_{1c}-Wertes gibt die Güte der Blutzuckereinstellung eines Diabetikers während der letzten 6 bis 8 Wochen sehr gut wieder. Sie ersetzt aber keinesfalls regelmäßige Blutzuckermessungen, die insbesondere bei Menschen mit Typ-1-Diabetes erforderlich bzw. sinnvoll sind, aber auch bei Typ-2-Diabetikern, die Insulin spritzen. Viertel- bzw. halbjährliche Bestimmungen des HbA_{1c}-Wertes sollten grundsätzlich im Diabetikerpass dokumentiert werden.

Da immer mehr Daten darauf hin deuten, dass gerade für die hohe Sterblichkeit durch Herzinfarkt und Schlaganfall bei Typ-2-Diabetikern eher erhöhte Blutzuckerwerte nach den Mahlzeiten verantwortlich sind, darf die Qualität einer Blutzuckereinstellung nicht nur am HbA_{1c}-Wert oder den Nüchtern-Blutzuckerwerten gemessen werden, sondern muss auch die Blutzuckerwerte nach dem Essen (postprandiale Werte; zwei Stunden nach den Hauptmahlzeiten) berücksichtigen. Um jeden Preis einen niedrigen HbA_{1c}-Wert anzustreben, ist ebenfalls falsch! Mittlerweile wird weltweit der HbA_{1c}-Wert auch zur Diagnose eines Diabetes herangezogen ($HbA_{1c} < 5,7$ = kein Diabetes). Liegt der Wert darüber, sollte ein Glukose-Belastungstest durchgeführt werden – oder auch ein Blutzucker-Tagesprofil!

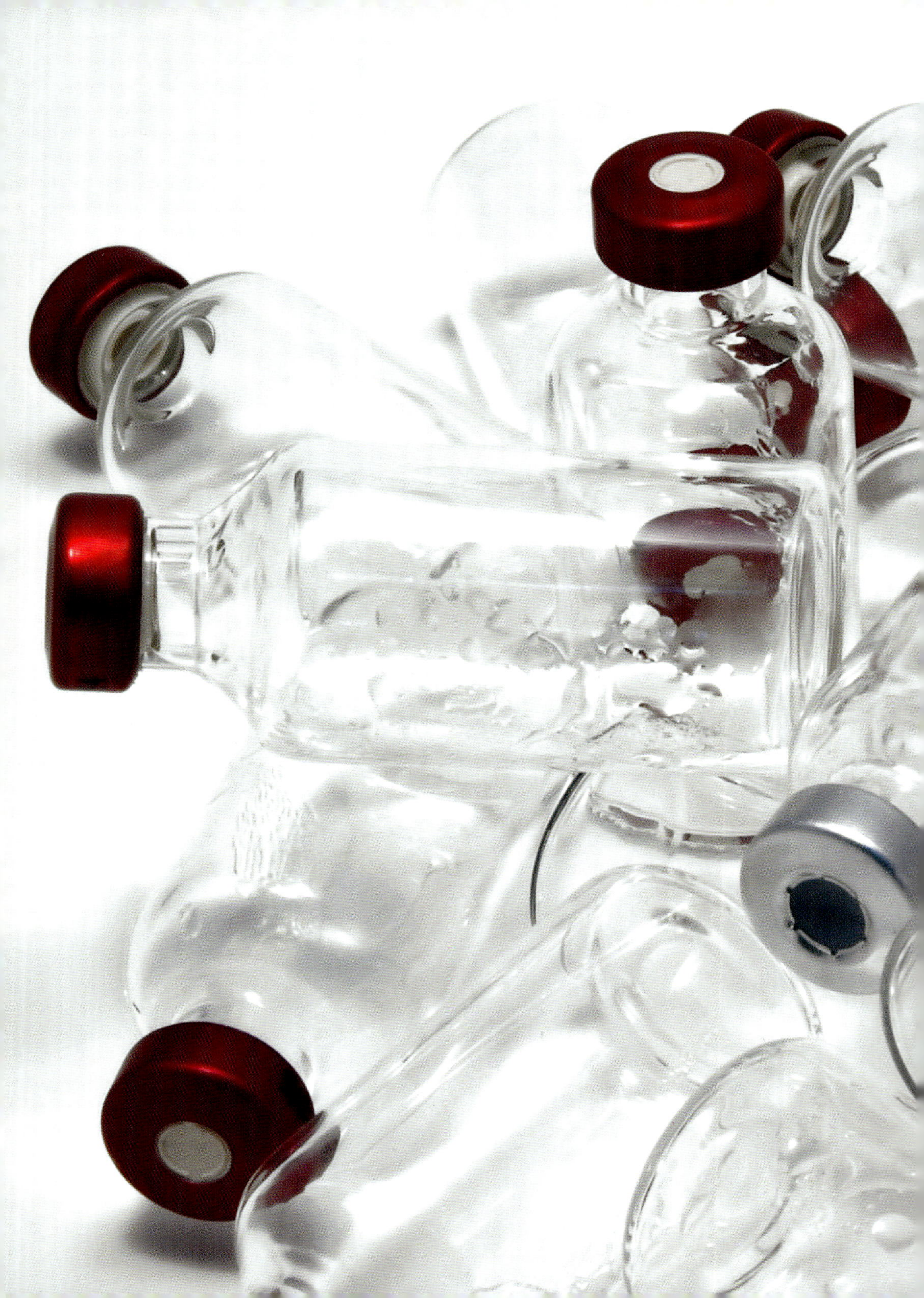

Diabetes richtig behandeln

Für die Behandlung des Diabetes gibt es verschiedene Strategien. Beim Typ-2-Diabetes kann schon **Bewegung** viel bewirken. Auch **Tabletten** (orale Antidiabetika) können Typ-2-Diabetikern gut helfen, ebenso **Insulin**. Menschen mit **Typ-1-Diabetes** können nicht überleben, ohne sich regelmäßig Insulin zuzuführen.

Körperlich aktiv bei Typ-2-Diabetes

Mit Bewegung den Stoffwechsel verbessern

Übergewicht in Deutschland
Nach neuesten Untersuchungen sind 37 Millionen Erwachsene und 2 Millionen Kinder übergewichtig oder adipös.

Deutschland wird zunehmend zu einem Land von Stubenhockern. Die Jahresringe um die Hüften von Millionen von Erwachsenen – aber auch ihrer Kinder – nehmen allmählich Rekordumfänge an. Darunter leiden nicht nur die Knochen, sondern vor allem auch die Psyche und der gesamte Stoffwechsel.

Der Diabetes mellitus vom Typ 2 zählt zu den Wohlstandserkrankungen. Seine Ursachen sind: zu kalorienreiche Ernährung bei verminderter körperlicher Aktivität; so entsteht Übergewicht bis hin zur Adipositas (Fettleibigkeit).

Nationale und internationale Fachgesellschaften empfehlen daher, den Lebensstil zu ändern, und das bedeutet, nicht nur die Ernährungsgewohnheiten zu ändern, sondern insbesondere sich mehr zu bewegen. So kann man den zum Teil verheerenden Folgeschäden des Diabetes mellitus Typ 2 vorbeugen.

Mehr als 90 % aller Patienten mit Diabetes mellitus Typ 2 sind übergewichtig. Aber: Es entwickeln nur etwa 25 % aller Übergewichtigen eine Insulinresistenz bzw. einen Diabetes mellitus Typ 2. Es kann also nicht nur das Übergewicht per se die treibende Kraft für diese Erkrankung sein. Seit einigen Jahren wissen wir, dass insbesondere das Bauchfett – nicht das Unterhautfettgewebe – bei der Krankheitsentstehung eine entscheidende Rolle spielt (siehe Kapitel „Metabolisches Syndrom“). Darüber hinaus ist die Muskulatur, die normalerweise mehr als 80 % des im Blut zur Verfügung stehenden Zuckers aufnimmt und verbrennt, dazu nicht mehr ausreichend in der Lage (muskuläre Insulinresistenz). Diese Veränderungen sind heute bereits bei einem Drittel aller übergewichtigen Jugendlichen nachweisbar.

Das geschieht, wenn man sich nicht bewegt

Auswirkungen einer Bettruhe von 7 bis 14 Tagen bei Menschen im mittleren Lebensalter:

- Abfall der maximalen Sauerstoffaufnahmefähigkeit
- Anstieg der Herzschlagfrequenz
- Abnahme der Herzgröße
- Abbau der Muskulatur
- Abnahme der Insulinempfindlichkeit
- verminderte Glukoseaufnahme
- Abnahme des Gleichgewichtssinns

(Modifiziert vor. Strauzenberg 1990 nach Hülleman 1977, Rrfenberik 1973, Lamb 1954.)

Ausdauersport beugt Diabetes vor

Dagegen hilft Bewegung, am besten Ausdauersport in Kombination mit Kraft-Ausdauersport. Denn: Werden die Muskeln nicht gebraucht, werden

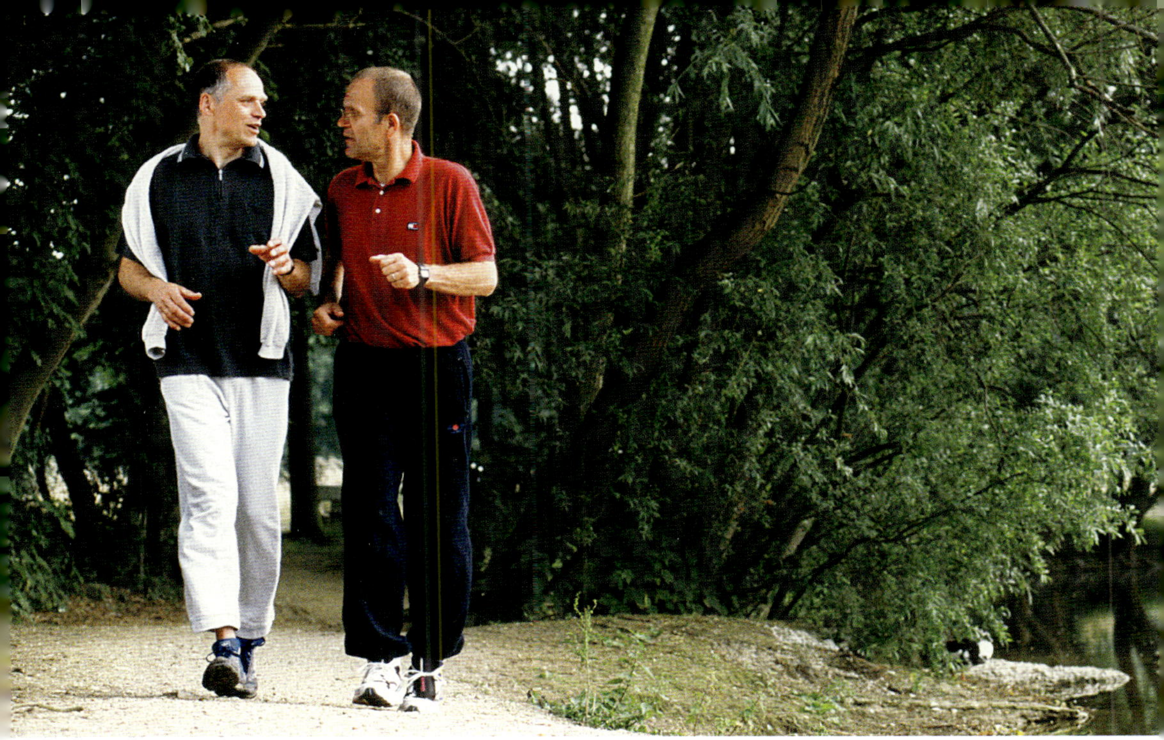

Mit Bewegung kann man Übergewicht vorbeugen – und so auch dem Typ-2-Diabetes.

sie schon nach kurzer Zeit abgebaut. Es wirkt sich negativ auf die Muskulatur und das Herz-Kreislauf-System aus, wenn man z. B. nach einer Operation einige Tage im Bett liegt (siehe Kasten links).

Bevor man mit einem regelmäßigen Gesundheitstraining beginnt, sollte die Ausgangsleistungsfähigkeit anhand der Herzfrequenz getestet werden. Ab dem fünfzigsten Lebensjahr sollte grundsätzlich der Gesundheitsstatus erhoben werden; folgende Befunde sollten ausgeschlossen werden:

- sehr hoher Blutdruck
- diabetisches Fußsyndrom
- schwere diabetische Retinopathie
- Herzinsuffizienz
- schwere Lungenerkrankung
- Blutzuckerentgleisung

Um die körperliche Belastbarkeit eines Menschen zu ermitteln, hat sich die Fahrradergometer-Belastung bewährt! Während dieses Belastungstests wird die Herzfrequenz gemessen. Das Herz schlägt schneller, wenn es belastet wird, es erhöht sich also die Herzfrequenz. Außerdem nimmt der Körper mehr Sauerstoff auf. Bei Hochleistungssportlern wird die Sauerstoffaufnahme direkt gemessen, um die Leistungsfähigkeit eines Breitensportlers zu beurteilen, reicht es aus, sich die Herzfrequenz anzuschauen. Die Herzfrequenz gibt die Anzahl der Herzschläge pro Minute an. Intensität, Dauer und auch Häufigkeit der Übungen werden vom Arzt festgelegt. Für eine Belastungsdauer von etwa 20 bis 45 Minuten legt man eine Belastungsintensität von etwa 60 % der maximal möglichen Sauerstoffaufnahme zugrunde, gemessen an der Herzfrequenz (siehe Tabelle auf der nächsten Seite).

Mit weniger als 50 % Belastungsintensität kann man auf Dauer seine allgemeine physische Leistungsfähigkeit nicht verbessern. Die beste Wirkung erreicht man natürlich, wenn man täglich trai-

Bewegungsintensität und Herzschlagfrequenz

Alter (Jahre)	60 % der max. Sauerstoffaufnahme erreicht man ca. bei einer Herzfrequenz von 180 – Alter.
30–35	150
36–40	145
41–45	140
46–50	135
51–55	130
56–60	125
61–65	120
66–70	115
71–75	110

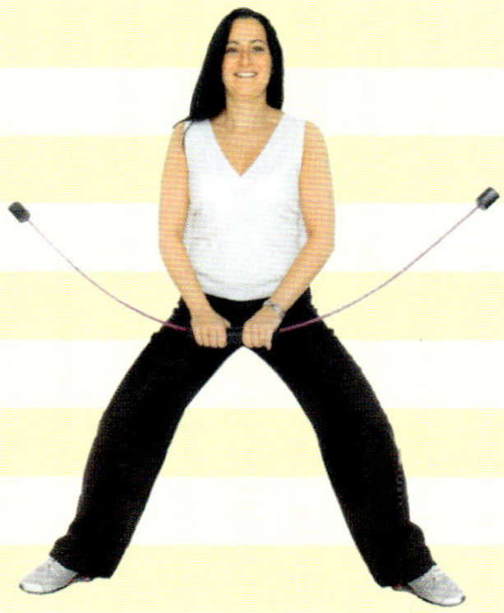

(Modifiziert nach Baum, 1971)

niert. Aber auch, wer nur dreimal in der Woche trainiert, kann die Funktion des Herz-Kreislauf-Systems und des Stoffwechsels deutlich verbessern. Auch die Dauer der jeweiligen Trainingseinheit ist wichtig: Unser Körper braucht etwa 5 Minuten, um sich von der Ruhe auf die Bewegung umzustellen. Wer dreimal pro Woche trainiert, sollte Trainingszeiten von etwa 15 Minuten einplanen, wer zweimal trainiert, geht von etwa 30 Minuten aus. Bereits bei Intensitäten von etwa 50 bis 60 % des Maximums und einer Übungsdauer von 20 Minuten können auch ältere, untrainierte Menschen deutliche Funktionsverbesserungen erzielen. Wichtig: Man sollte möglichst viele Muskeln bewegen, um einen optimalen Trainingseffekt zu erreichen.

Schon wer dreimal die Woche für 15 Minuten trainiert, kann die Funktion des Herz-Kreislauf-Systems und des Stoffwechsels verbessern.

Das Training auf dem Fahrradergometer hat zwar seinen berechtigten Platz in bestimmten Phasen des Rehabilitationstrainings. Ausdauerbetonte Sportarten, die eine größere Muskelmasse beanspruchen, sind langfristig jedoch effektiver. Beispiele für empfehlenswerte Sportarten siehe Kasten rechts.

So gestalten Sie das Training

Entscheidend für den langfristigen Erfolg ist regelmäßiges Training. Und: Gesundheitstraining macht in der Gruppe viel mehr Spaß! Andererseits müssen gerade ältere Menschen, die über viele Jahre keinen Sport getrieben haben, individuell an bestimmte Sportarten herangeführt werden. Bisher völlig Untrainierte sollten das Training mit einer sehr niedrigen Intensität (z. B. 50 % der maximalen Sauerstoffaufnahme) beginnen und als Intervalltraining gestalten. Das bedeutet z. B., dass kurze Laufstrecken von Gehpausen unterbrochen werden. Obwohl bei älteren Menschen im Vordergrund steht, körperliche Ausdauer zu entwickeln, sollten auch Muskelkraft und Koordination gefördert werden.

Damit Anfänger das Training nicht bereits nach kurzer Zeit wieder aufgeben, gilt gerade für Laufanfänger: „Lächeln statt Hecheln." Beginnen Sie mit moderaten Trainingsintensitäten! Es „allen noch einmal zeigen zu wollen" ist nur falscher Ehrgeiz, der nicht selten dazu führt, dass Gelenke und Muskeln überlastet und schnell alle guten Vorsätze wieder über Bord geworfen werden.

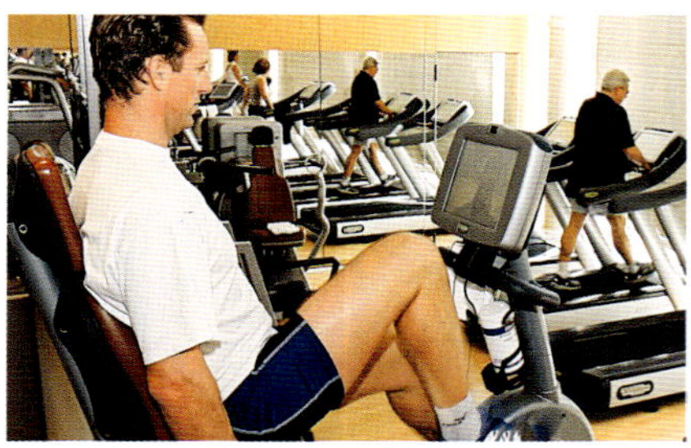

Es gibt effektivere Sportarten als das Strampeln auf dem Fahrradergometer im Studio.

Ausdauerbetonte Sportarten

- flottes Gehen
- Laufen
- Radfahren
- Schwimmen
- Tennis (z. B. gemischtes Doppel)
- sportliches Tanzen

Training nützt auch Senioren!

Auch bei älteren Menschen mit Typ-2-Diabetes spricht nichts gegen regelmäßiges Ausdauer- und Krafttraining. Denn: Etwa ab dem 30. Lebensjahr büßt die Muskulatur jedes Jahr etwa 1 % ihrer ursprünglichen Masse ein, auch die Knochen bauen ab. Regelmäßiges Konditions- und mäßiges Krafttraining verbessern die Stoffwechselsituation, Fett wird abgebaut und der Abbau von Muskeln und Knochen verhindert oder verlangsamt. Weniger Stürze und Knochenbrüche sind die Folge! Aber auch hier ist weniger oft mehr – insbesondere, wenn bereits Folgeschäden vorliegen.

Fazit

Jeder Typ-2-Diabetiker kann in jedem Alter von mäßigem Ausdauer- und Krafttraining profitieren. Damit steigen die Chancen für eine bessere Stoffwechseleinstellung; Sport beugt zudem Schäden an Gelenken, Knochen und am Herz-Kreislauf-System vor. Die größte Herausforderung ist jedoch einem erwachsenen Menschen mit Diabetes und/oder Übergewicht regelmäßige Bewegung wieder „schmackhaft" zu machen – ohne Freude an der Bewegung geschieht meist nichts! Fragen Sie aber Ihren Arzt, bevor Sie mit dem Training beginnen! Und vergessen Sie nicht, Spaß zu haben – ohne Spaß und Freude hält niemand lange durch!

Anti-Sturz-Training *verbessert Gleichgewicht und Stabilität. Ziel: Stürze verhindern oder besser abfangen. Anbieter: z. B. Volkshochschulen.*

Das ist wichtig für Ihr Training

- Die Ausdauerbelastung sollte überwiegen!
- Empfehlenswert:
  eine Kombination aus z. B. 70 % Ausdauerbelastung
  10 % Krafttraining
  20 % Koordination (Geschicklichkeitstraining)
- Setzen Sie einen möglichst großen Teil der gesamten Muskulatur ein.
- Vermeiden Sie so weit wie möglich statische Haltearbeit.
- Bewegen Sie sich so viel wie möglich – seien Sie dynamisch!
- Vermeiden Sie wenn möglich bei Anstrengung die Pressatmung – also nicht den Atem anhalten und pressen. Das ist vor allem wichtig z. B. bei Netzhautschäden, nach einer Lungenembolie und nach Bauchschlagaderoperationen!

Dauer, Intensität und Häufigkeit

Ausdauerbelastung: z. B. 3 x 20 Minuten/Woche (z. B. Laufen, Radfahren, Gehen, Schwimmen). Kombinationsprogramm: z. B. täglich etwa 6 bis 10 Minuten Gymnastik, zusätzlich 3 x wöchentlich 20 Minuten Ausdauerbelastung.

Merke: Vor dem Training immer einige Minuten aufwärmen!

Die Therapie des Typ-2-Diabetikers ohne Insulin

So funktioniert die Therapie mit Tabletten

1. Bisherige orale Antidiabetika – den Blutzucker mit Tabletten senken

Sekretion *meint die Abgabe von Produkten durch Drüsen oder drüsenähnliche Zellen. Aus dem Lateinischen, bedeutet „Absonderung".*

Der Diabetes mellitus Typ 2 ist eine Erkrankung, die sich über Jahre hinweg meist aus dem „Wohlstandssyndrom" entwickelt (siehe Kapitel „Metabolisches Syndrom oder „Wohlstandssyndrom". Das Wohlstandssyndrom ist eine Kombination aus: zu viel Bauchfett, Bluthochdruck, Fettstoffwechselstörungen, oft Typ-2-Diabetes in der Familie. Das stetig zunehmende Bauchfett ist offensichtlich der treibende Faktor dafür, dass die Wirksamkeit des eigenen Insulins nachlässt (Insulinresistenz). Die Körperzellen (z. B. in Leber, Fett, Muskeln) sind dann nicht mehr fähig, Zucker und damit Energie in die Zellen aufzunehmen. Die meisten übergewichtigen Typ-2-Diabetiker haben also zu Beginn der Erkrankung keinen Insulinmangel, sondern vielmehr eine Insulinresistenz – die Zellen spre-

So funktionieren die heute verwendeten oralen Antidiabetika

- Hemmung der Zuckerproduktion und -ausschüttung aus der Leber (**Metformin**, z. B. Glucophage®).
- Verlangsamung der Zuckeraufnahme im Darm (**Alpha-Glukosidase-Hemmer**, z. B. Acarbose und Miglitol (z. B. Glucobay® oder Diastabol®)).
- Anregung der verbliebenen Insulinrestproduktion (**Sulfonylharnstoffe**, z. B. Glimepirid oder Glibenclamid (z. B. Amaryl®, Euglucon® N) oder **Glinide:** Repaglinide oder Nateglinide (z. B. NovoNorm®, Starlix®)).
- Verbesserung der Wirkung des körpereigenen Insulins („Insulinsensitizer") in den Zellen der Leber, der Muskulatur und auch des Fettgewebes (**Biguanid** oder **Glitazone:** Pioglitazon (z. B. Actos®)).
- Verlangsamung des Abbaus des Darmhormons GLP-1 (Glucagon-like-Peptid 1), wodurch die noch vorhandene Hormonmenge länger wirken kann. **DPP-4-Hemmer** (Di-Peptidyl-Peptidase-Hemmer) hemmen den Abbau von GLP-1 durch die Dipeptidyl-Peptidase 4 (DPP-4).
- Förderung der Zuckerausscheidung im Urin durch Hemmung des Transporteiweißes (Protein) Natrium-Glukose-Co-Transporter-2 (SGLT 2) beim erwachsenen Typ-2-Diabetiker (**SGLT-2-Hemmer** Dapagliflozin (Forxiga®)).

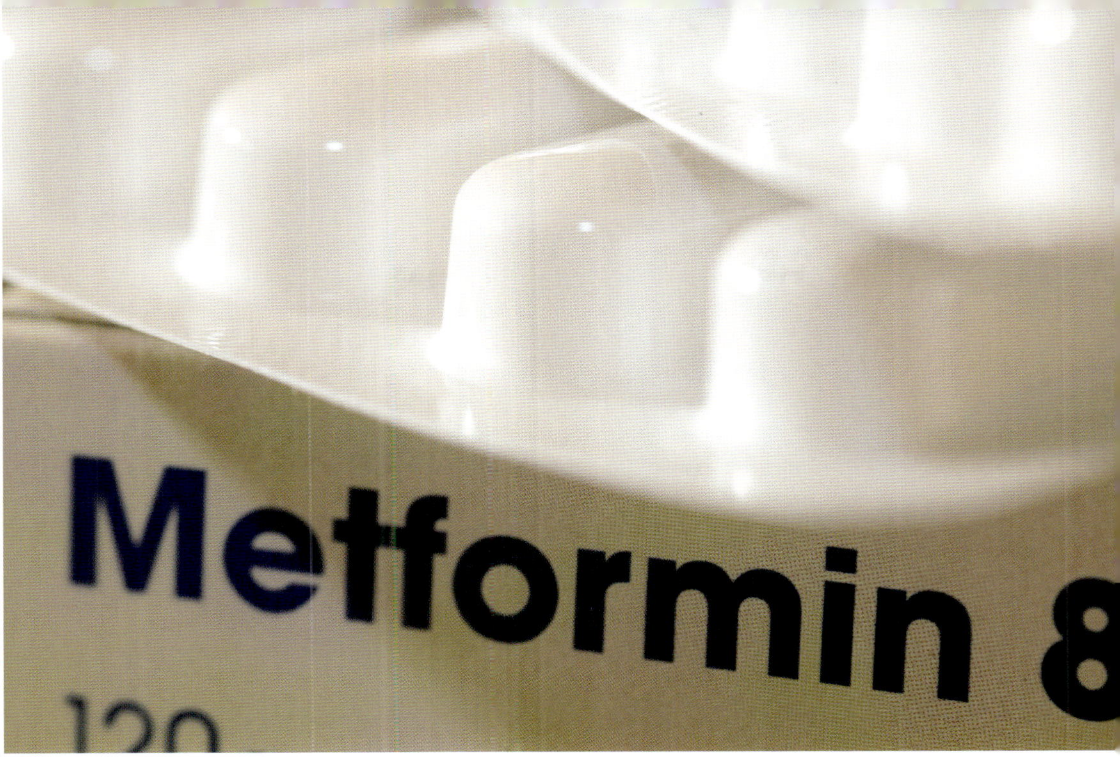

chen auf das eigene Insulin nicht mehr so gut an. Und jeder Mensch mit Typ-2-Diabetes hat ein weiteres Problem: Zu Beginn jeder Hauptmahlzeit (erste Phase der Insulinsekretion) wird bei Nicht-Diabetikern eine kleine Menge Insulin ins Blut abgegeben, quasi als Hinweis für die Leber, dass sie nun „Pause" hat und während des Essens keinen zusätzlichen Zucker in das Blut abzugeben braucht. Sonst würde der Blutzucker noch mehr ansteigen! Die Leber ist nämlich unser wichtigster Zuckerspeicher, der sowohl zwischen den Mahlzeiten als auch nachts Zucker ins Blut abgibt, auch bei einer Unterzuckerung. Dies geschieht auch bei der Gegenregulation!

Entsprechend den Leitlinien der Deutschen Diabetes-Gesellschaft (DDG) wird bei der Behandlung von Typ-2-Diabetikern ein HbA_{1c}-Wert von unter 6,5 % angestrebt.

Behandlung mit Stufenmodell

Die Behandlung folgt dabei einem Stufenmodell: Wird ein individueller HbA_{1c}-Wert innerhalb von 3 Monaten mit Basismaßnahmen (Ernährungsumstellung, Bewegung) nicht erreicht, wird die Behandlung mit einem oralen Antidiabetikum („Zuckertablette") begonnen. Reicht dies nicht aus, kommt nach weiteren 3 Monaten ein zweites orales Antidiabetikum hinzu oder man startet mit Insulin.

Orale Antidiabetika bei übergewichtigen Menschen mit Typ-2-Diabetes

Metformin

Wenn Diät und körperliche Aktivität nicht mehr ausreichen, um das Therapieziel zu erreichen, wird als Mittel der ersten Wahl Metformin eingesetzt.

Metformin ist ein orales Antidiabetikum, das viele Typ-2-Diabetiker nehmen.

Kein Metformin bei Nierenfunktionsstörungen! Das Blut könnte übersäuern.

Es ist mittlerweile auch für Kinder ab 10 Jahren zugelassen. Metformin hat keinen Einfluss auf das Körpergewicht, es hemmt vor allem die Produktion und Abgabe von Zucker aus der Leber. Wegen der Gefahr einer Übersäuerung des Blutes (Laktazidose) darf Metformin z.B. bei einer Nierenfunktionsstörung nicht gegeben werden (siehe Kasten rechts). Die Metformin-Dosis sollte langsam über Wochen gesteigert werden, sonst können Nebenwirkungen wie Durchfälle oder Blähungen auftreten. Unterzuckerungen treten nicht auf, wenn ausschließlich Metformin eingenommen wird, um den Blutzucker zu senken.

Acarbose *zählt selbst zu den Zuckern und wird aus Bakterien gewonnen.*

Acarbose und Miglitol

Alternativen zu Metformin sind Acarbose oder Miglitol. Diese Substanzen verzögern die Zuckeraufnahme ins Blut, indem sie die Aufschlüsselung von Mehrfachzuckern im Darm hemmen. Die Folge: bessere Blutzuckerwerte nach den Mahlzeiten. Auch bei Acarbose beginnt man mit einer niedrigen Dosis (25 bis 50 mg), da sonst starke Bauchschmerzen auftreten können. Langsam und über Wochen wird die Dosis auf maximal dreimal 100 mg gesteigert.

Die erste Phase der Insulinsekretion

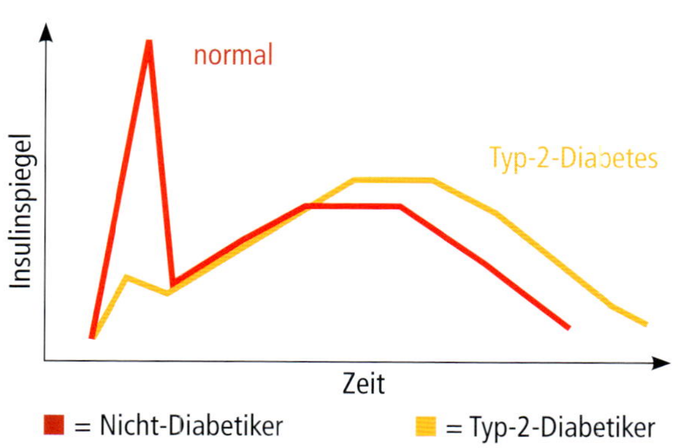

Glitazone

Glitazone dürfen wegen zahlreicher Nebenwirkungen in Deutschland zu Lasten der gesetzlichen Krankenkassen nur noch in begründeten Ausnahmefällen verordnet werden. Das Pioglitazon (z.B. Actos®) macht die Zellen empfindlicher für Insulin. Glitazone verbessern die Zuckeraufnahme aus dem Blut in die Leber, die Muskeln und die Fettzellen. Ihre Wirkung beginnt langsam, der maximale Effekt ist nach etwa 6 bis 8 Wochen erreicht. Glitazone können möglicherweise auch Erkrankungen des Herz-Kreislauf-Systems reduzieren. Sie dürfen bei Patienten mit Herzschwäche (Herzinsuffizienz jeglicher Art) nicht verordnet werden, da sie zu einer Wassereinlagerung im Körper führen können.

DPP-4-Hemmer

Die DPP-4-Hemmer hemmen den Abbau des Darmhormons GLP-1 durch das Enzym (Eiweiß) Di-Peptidyl-Peptidase-4. Dadurch wird das natürlich in unserem Darm vorkommende GLP-1 weniger rasch gespalten, bleibt länger im Blut und kann so die Betazelle bezüglich der Insulinabgabe länger stimulieren. Die Substanzen, die bei uns zur Verfügung stehen sind das Sitagliptin (Januvia®, Xelevia®), das Vildagliptin (Galvus®) und das Saxagliptin (Onglyza®). Alle Substanzen sind jeweils mit Metformin, einem Sulfonylharnstoff oder auch Glitazonen und grundsätzlich auch in einer Dreifachkombination zugelassen. Ebenso sind alle Substanzen in Kombination mit Insulin zugelassen. Diese Substanzen bewirken, dass die Blutzuckerwerte nach den Mahlzeiten sinken. Dies geschieht sowohl durch eine Steigerung der Insulinsekretion als auch durch eine Hemmung der Glukagonfreisetzung aus den Alphazellen. Mit der einmaligen Gabe (einmal täglich 100 mg) von Januvia®/Xelevia® wurden HbA_{1c}-Senkungen um etwa 0,6 % gemessen, in der Kombination mit Metformin oder Glitazonen bis zu 0,8 oder 1 %. Ähnliche Daten gelten auch für Vildagliptin (Galvus®). Bei allen Substanzen sind Unterzuckerungen nicht zu erwarten, da GLP-1 ja nur dann ausgeschüttet bzw. seine Wirkung verlängert wird, wenn Kohlenhydrate über den Darm aufgenommen werden. Im Gegensatz zu dem gespritzten Inkretin-Analogon (Byetta®), mit dem höhere GLP-1-Spiegel erreicht werden, nimmt man mit den DPP-4-Hemmern in der Regel nicht ab. Sie sind gewichtsneutral, das heißt: Man nimmt nicht zu, was schon als positiv gewertet werden muss. Unter den bisherigen oralen Antidiabetika (bis auf das Metformin) nimmt man in der Regel eher zu.

SGLT-2-Hemmer

Dapagliflozin ist als neues Therapieprinzip zur Tablettentherapie entweder einzeln oder in Kombination mit anderen Antidiabetika (z. B. Metformin, Sulfonylharnstoff etc.) und ganz aktuell auch mit Insulin zugelassen.

Dapagliflozin hemmt ganz gezielt und rückbildungsfähig (reversibel) den Natrium-Glukose-Co-Transporter-2 (SGLT2) – ein Eiweiß, das dafür verantwortlich ist, dass bereits in der Niere zur Ausscheidung vorgesehener Zucker „zurückgehalten“ wird. So kontrolliert dieser Transporter etwa 90 % der Glukose-Rückgewinnung in der Niere. Etwa 180 g Zucker gelangen täglich in den sogenannten „Primärharn“ (Primärurin) im Tubulussystem der Niere, werden von dort aber wieder „zurückgeholt“.

Diabetiker haben interessanterweise mehr von diesem Co-Transporter und halten so auch relativ gesehen mehr Zucker im Urin zurück als gesunde Menschen – trotzdem verlieren sie Zucker im Urin, wenn der Blutzucker über der „Nierenschwelle“ liegt.

Metformin – ja oder nein?

Metformin darf nicht gegeben werden bei:

- hohem biologischem Alter
- Nierenfunktionsstörung
- schweren Lebererkrankungen
- Herzschwäche
- chronischen Lungenerkrankungen
- schweren Durchblutungsstörungen der Beine
- Diät mit unter 1000 kcal am Tag
- Alkoholismus

Metformin muss abgesetzt werden:

- vor Operationen
- vor Röntgenkontrastmittel-Untersuchungen
- bei fieberhaften Infekten

Die „Zuckerausscheidung über den Urin“ funktioniert unabhängig vom Ausmaß der „Insulinresistenz“ und auch der Insulinproduktion der Betazellen. SGLT-2-Hemmer senken so über die Zuckerausscheidung (ca. 300 kcal/Tag = 180 g Glukose) auch das Gewicht.

SGLT-2-Hemmer bergen kein eigenes Unterzuckerungsrisiko – aber in Kombination mit z. B. einem Sulfonylharnstoff besteht die Gefahr einer Unterzuckerung.

Ein Nachteil der SGLT-2-Hemmer ist, dass es mit der steigenden Ausscheidung von Glukose über den Urin zu vermehrten Infektionen im Urogenital-Bereich kommen kann (Blase, Scheide etc.). Bei einer Niereninsuffizienz (verminderte Funktion der Nieren mit einer Glomerulären Filtrationsrate (GFR, wichtiger Parameter zur Beurteilung der Nierenfunktion) unter 60 ml/Min) ist der SGLT-2-Hemmer Dapagliflozin wirkungslos und bei älteren Menschen (über 75 Jahre) deshalb nicht einsetzbar. Es wird unabhängig vom Essen eingenommen. Wegen des Flüssigkeitsverlustes muss gerade bei älteren Menschen auf eine ausreichende Flüssigkeitszufuhr geachtet werden.

Therapie mit oralen Antidiabetika

Substanzgruppe	Wirkstoff	Dosierung (üblicherweise)
Alpha-Glukosidase-Hemmer	Acarbose (Glucobay®) Miglitol (Diastabol®)	ein- bis dreimal täglich 50 – 100 mg
Biguanide	Metformin (z. B. Glucophage®, Siofor®, Mediabet®)	ein- bis dreimal täglich 500 – 850 mg oder zweimal täglich 1000 mg
Sulfonylharnstoffe	Glimepirid (Amaryl®) (3. Generation)	einmal täglich 1 – 3 mg, unmittelbar vor dem Frühstück
	Glibenclamid (Euglucon N®) (2. Generation)	ein- bis zweimal täglich 3,5 – 10,5 mg, 15 – 30 Minuten vor dem Essen
	Gliquidon (Glurenorm®) (2. Generation)	ein- bis dreimal täglich 30 – 120 mg, 15 – 30 Minuten vor dem Essen
Glitazone (Insulinsensitizer)	Pioglitazon (Actos®)	einmal täglich 15 – 30 mg
Glinide (prandiale Glukose-regulatoren)	Repaglinid (NovoNorm®)	täglich 0,5 – 4 mg zu den Hauptmahlzeiten (max. 4 x 4 mg)
	Nateglinid (Starlix®)	täglich 60 – 120 mg, 0 – 30 Minuten vor den Hauptmahlzeiten (max. 3 x 180 mg)
DPP-4-Hemmer	Sitagliptin (Januvia® ,Xelevia)	100 mg einmal täglich
	Vildagliptin (Galvus®, Jalra®),	50 mg zweimal täglich
	Saxagliptin (Onglyza® 5 mg)	5 mg einmal täglich jeweils unabhängig von den Mahlzeiten
DPP-4-Hemmer und Metformin	Sitagliptin und Metformin (Velmetia®) Vildagliptin und Metformin (Eucreas®) Saxagliptin und Metformin (komboglyze®)	50 mg/850 mg oder 50 mg/1000 mg zweimal täglich 1 Tablette, unabhängig von den Mahlzeiten 2,5 mg/1000 mg zweimal täglich 1 Tablette, unabhängig von den Mahlzeiten
Dapagliflozin (SGLT-2-Hemmer)	Forxiga®	10 mg einmal täglich, unabhängig von den Mahlzeiten

Orale Antidiabetika bei normalgewichtigen Typ-2-Diabetikern

Sulfonylharnstoffe und Glinide
Bei Typ-2-Diabetikern mit Normalgewicht ist es wichtig, die nicht ausreichende Insulinabgabe zu den Hauptmahlzeiten zu steigern. Eingesetzt wurden bisher vor allem Sulfonylharnstoffe und Glinide, die die Insulinausschüttung aus der Bauchspeicheldrüse stimulieren.
Da es sich häufig um ältere Menschen handelt – z. T. mit beginnenden Nierenveränderungen – sollte von den Sulfonylharnstoffen wenn möglich nur noch die 3. Generation (z. B. Glimepirid) eingesetzt werden. Damit ist auch die Hypoglykämie-Gefahr geringer als bei den bisherigen Sulfonylharnstoffen (z. B. Glibenclamid)! Alternativ können die „prandialen Glukoseregulatoren" wie Repaglinide und Nateglinide (Starlix®, NovoNorm®) kurz vor den Hauptmahlzeiten eingenommen werden. Fällt die Hauptmahlzeit aus, nimmt man auch keine Tablette. So kann man auch die Essgewohnheiten flexibler gestalten! Mittlerweile stehen die DPP-4-Hemmer entweder in Kombination mit Metformin oder auch alleine, wenn die Kombination nicht vertragen wird, in vorderster Linie zur Behandlung beim Typ-2-Diabetiker zur Verfügung – besonders da bei ihnen kein substanzeigenes Unterzuckerungsrisiko besteht, bei gleichzeitig fehlender Gewichtszunahme.

Fazit

Mit den bisher angebotenen oralen Antidiabetika kann man Menschen mit Typ-2-Diabetes erfolgreich behandeln. Die Basis der Therapie sollte jedoch weiterhin sein, sich regelmäßig zu bewegen und kalorienreduziert zu ernähren. Auch die neuen Medikamente, die im nächsten Kapitel vorgestellt werden, können Typ-2-Diabetikern die Lebensstiländerung nicht abnehmen. Sie bieten jedoch entscheidende Vorteile, insbesondere, wenn man sie mit den bisherigen oralen Antidiabetika kombiniert.

2. Inkretinmimetika/GLP-1-Analoga

Wie wir aus Erfahrung wissen, ist die Behandlung der meisten Typ-2-Diabetiker mit den bisherigen oralen Antidiabetika bereits nach einigen Jahren ausgereizt, der HbA_{1c}-Wert liegt häufig um 8,5 % und in der Regel steigt das Gewicht. Die Entwicklung des Typ-2-Diabetes verläuft fortschreitend, die Behandlung muss häufig innerhalb weniger Jahre mehrfach intensiviert werden, und der Patient benötigt irgendwann schließlich Insulin.

Was die neuen Medikamente bieten – der Inkretineffekt

Eiweißhormone, die im Dünndarm produziert werden, beeinflussen auch die Produktion von Insulin und Glukagon in der Bauchspeicheldrüse. Wenn wir Kohlenhydrate essen, wird im Darm die Abgabe dieser Eiweißhormone ausgelöst, die die Betazellen der Bauchspeicheldrüse veranlassen, Insulin auszuschütten. Das Wichtigste

Inkretine *sind Dünndarmhormone (z. B. GLP-1 und GIP). Sie regen die Insulinproduktion an und hemmen den Insulin-Gegenspieler Glukagon.*

dieser Hormone ist das GLP-1 (Glucagon-Like-Peptide), das in den L-Zellen des Dünndarms produziert wird. Ein weiteres, nicht so bedeutendes Hormon, das GIP (Gastric Inhibitory Polypeptide), wird in den K-Zellen des Dünndarms hergestellt.

Beide Hormone stimulieren die Insulinsekretion aus den Betazellen der Bauchspeicheldrüse, und zwar strikt nach der Glukosemenge. Das heißt: Je mehr man isst, desto mehr Eiweißhormone werden abgegeben.

Den Mechanismus bezeichnet man als „Inkretineffekt". Bei Typ-2-Diabetikern ist aus bisher noch ungeklärten Gründen die Wirkung von GIP fast vollständig aufgehoben und außerdem die Abgabe von GLP-1 aus dem Darm vermindert, so dass beim Essen von Kohlenhydraten zu wenig Insulin ausgeschüttet wird – dadurch ist zu viel Zucker im Blut. Man bezeichnet dies als Verlust der frühen Insulinantwort.

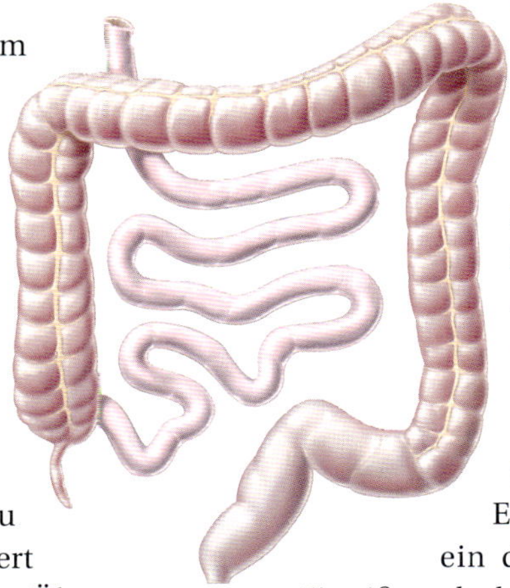

Ein weiteres Problem für Typ-2-Diabetiker ist, dass sowohl zu den Mahlzeiten als auch insbesondere in der Nacht ungebremst Zucker aus der Leber ins Blut abgegeben wird. Das liegt daran, dass in den Alphazellen der Bauchspeicheldrüse zu viel Glukagon produziert wird. Grund für diese Überproduktion ist, dass die erste Phase der Insulinantwort ausgeblieben ist.

GLP-1 führt nun bei Nicht-Diabetikern nicht nur dazu, dass zum Essen genug Insulin ausgeschüttet wird, sondern auch dazu, dass die Produktion von Glukagon in den Alphazellen unterdrückt wird. So schüttet die Leber beim Essen vorübergehend weniger Zucker aus.

GLP-1 verlangsamt außerdem die Magenentleerung – erkennbar an einem vermehrten Völlegefühl. Zusätzlich wird im Gehirn (Hypothalamus) das Sättigungsgefühl gesteigert.

In Tierexperimenten konnte nachgewiesen werden, dass durch die Einnahme eines GLP-1-Analogons die Betazellen wieder vermehrt Insulin produzieren und sich zum Teil sogar neue Betazellen bilden – obwohl zum Zeitpunkt der Diagnose des Typ-2-Diabetes meist schon bis zu 50 % der Betazellen zugrunde gegangen sind.

Exenatide (Handelsname: Byetta®)

GLP-1, das beim Essen aus dem Dünndarm ausgeschüttet wird und die Betazellen zur Insulinsekretion stimuliert, wird bei jedem Menschen innerhalb weniger Minuten durch ein eigenes Eiweiß zerstört, und zwar durch das Eiweiß DPP-4. DPP-4 ist eine Abkürzung für Di-Peptidyl-Peptidase-4).

Mehr oder weniger durch Zufall hat man in der Natur bei einer Echse („Gila-Monster") ein dem GLP-1 ähnliches Eiweiß entdeckt (Exendin-4), das zwar genauso an der Betazelle wirkt wie GLP-1, aber gegen DPP-4 resistent ist. Exenatide, ein synthetisch hergestelltes GLP-1-Analogon, hat deshalb eine deutlich verlängerte Wirkzeit von circa 5 bis 7 Stunden, muss aber trotzdem zweimal

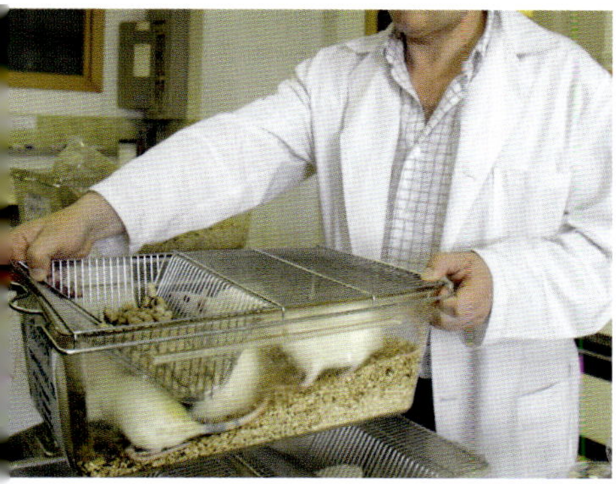

Mit Exenatide (Byetta®) bilden sich neue Betazellen – bisher aber nur im Tierexperiment.

am Tag subkutan, also ins Unterhautfettgewebe, gespritzt werden.
Diese Substanz wurde bereits 2005 in den Vereinigten Staaten zugelassen und seitdem bei circa 800 000 Menschen erfolgreich angewendet.
Exenatide ist unter dem Handelsnamen Byetta® auf dem Markt und seit 2007 in Deutschland für die Behandlung von Typ-2-Diabetikern in Kombination mit Metformin oder auch Sulfonylharnstoff zugelassen. Eine Senkung des HbA_{1c}-Wertes je nach Ausgangswert zwischen 1 und 1,5 % ist zu erwarten, ebenso eine deutliche Gewichtsreduktion – im Schnitt zwischen 1,6 und 2,8 kg. Es gibt auch Patienten, die innerhalb eines Jahres 20 bis 25 kg an Gewicht verloren haben.
Eine der Nebenwirkungen von Byetta® ist Übelkeit. Man verliert aber nicht deshalb an Gewicht, sondern weil der Wirkstoff das Sättigungsgefühl steigert.
Um die Nebenwirkungen Übelkeit und Völlegefühl zu verringern, wird die Substanz während der ersten 4 Wochen in einer Dosis von 5 µg morgens und abends gespritzt, danach wird die Dosis auf 2 x 10 µg täglich gesteigert.

Liraglitude
Liraglutid (Victoza®), ein Inkretinanalogon, ist dem menschlichen GLP-1 deutlich ähnlicher (Eiweißstruktur) als Exenatide und muss nur einmal täglich subkutan gespritzt werden. Dadurch sind die Nebenwirkungen wie Übelkeit etc. manchmal deutlich geringer – die HbA_{1c}-Senkung und die Gewichtabnahme sind jedoch vergleichbar. Auch Victoza® kann neben Metformin, Glitazon und Sulfonylharnstoff jetzt auch mit Insulin kombiniert werden.

Exenatide LAR (Long acting release)
Eine Injekton Bydureon® (Exenatide LAR (Long Acting Release)) ersetzt 14 Injektionen Byetta® (oder 7 Injektionen Victoza®). Es kann kombiniert werden mit Metformin und/oder einem Sulfonylharnstoff und/oder einem Glitazon und Insulin. Die HbA_{1c}-Senkung beträgt etwa 1,3 – 1,9 %, und die meisten Diabetiker nehmen an Gewicht ab!
Die Verträglichkeit ist ähnlich gut wie die einmal tägliche Gabe von Victo-

Längere Wirkdauer
In den USA wurde schon ein Exenatide-Präparat getestet, das nur noch einmal in der Woche gespritzt werden muss.

So wirkt ein Inkretinmimetikum bzw. GLP 1 Analogon:

- Insulinsekretion wird stimuliert
- erste Insulinantwort wird wiederhergestellt
- fehlende Inkretine werden ersetzt
- Glukagon wird unterdrückt
- im Tierexperiment: Betazellmasse wird gesteigert
- Sättigungsgefühl wird gesteigert, dadurch die Nahrungsaufnahme vermindert
- Gewichtsneutralität oder -abnahme
- Magenentleerung wird verlangsamt
- keine Hypoglykämien bei alleiniger Gabe

za®, evtl. sogar noch besser. Manche Patienten entwickeln jedoch leichten Juckreiz und/oder eine Rötung an der Injektionsstelle – meist jedoch wird es gut vertragen.

Lixisenatide

Lixisenatide (Lyxumia®) muss wie Byetta®, Bydureon® und Victoza® subkutan gespritzt werden und ist wie diese ein Inktretinanalogon.

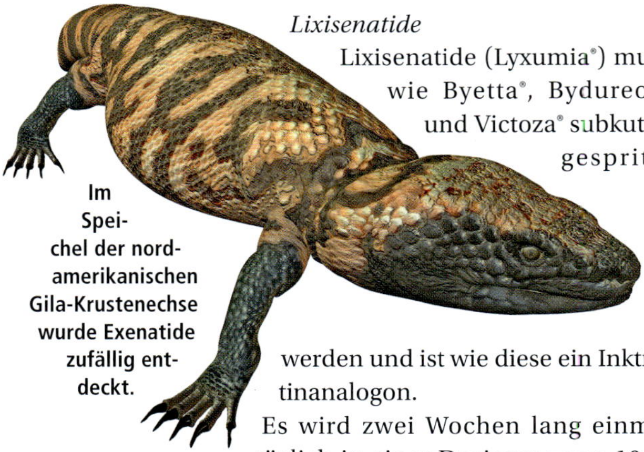

Im Speichel der nordamerikanischen Gila-Krustenechse wurde Exenatide zufällig entdeckt.

Es wird zwei Wochen lang einmal täglich in einer Dosierung von 10 µg subkutan gespritzt (grüner Pen) und danach mit einmal 20 µg (orangefarbener Pen) als Dauertherapie fortgeführt. Es sollte innerhalb einer Stunde vor der ersten Mahlzeit (meist dem Frühstück) bzw. vor dem Abendessen gespritzt werden.

Lixisenatide hat laut Studien einen starken Effekt auch auf den Blutzucker nach den Mahlzeiten (postprandial), ist mit Basalinsulin und anderen Diabetesmedikamenten (orale Antidiabetika) kombinierbar und führt auch zu einer anhaltenden Gewichtsreduktion. Vorsicht ist allerdings geboten bei Patienten mit mittlerer oder schwerer Einschränkung der Nierenfunktion.

Die Inkretinmimetika haben einen entscheidenden Vorteil gegenüber einer frühzeitigen Insulingabe: Man nimmt nicht zu, sondern verliert sogar Gewicht. Der Blutzucker und der HbA_{1c}-Wert werden etwa gleich gut gesenkt wie mit Insulin. Wenn außer Exenatide keine

Vergleich Exenatide/Liraglutide/Exenatide LAR

Substanzgruppe	Exenatide	Liraglutide	Exenatide LAR (long acting release
Verabreichung	Injektion	Injektion	Injektion
Übereinstimmung zu menschlichem GLP 1	45 %	97 %	45 %
Injektionshäufigkeit	zweimal täglich	einmal täglich	einmal pro Woche
Dosis pro Injektion	5–10µg	bis zu 1,8 mg	2 mg
Insulinausschüttung	↑	↑	↑
Glukagonausschüttung	↓	↓	↓
Nüchternblutzucker	↓↓	↓↓↓	↓↓
postprandialer Blutzucker	↓↓	↓	↓↓
Gewichtsreduktion	ja	ja	ja
Magenentleerung	↓	↓	↓
Übelkeit	40–50 %	etwa 20 %	ca. 10–20 %

Mod. nach L. Merker, Der Diabetologe 5/2011

Inkretinmimetika – werden subkutan in die Bauchhaut gespritzt		
Wirkstoff	**Handelsname**	**Dosierung (üblicherweise)**
Exenatide	Byetta®	zweimal täglich 5 µg – 10 µg subkutan, jeweils 30 – 60 Minuten vor dem Frühstück und vor dem Abendessen
Exenatide LAR (Long acting release)	Bydureon®	einmal wöchentlich 2 mg subkutan, unabhängig vom Essen
Liraglutide	Victoza®	Erhaltungsdosis: einmal täglich 1,2 mg (bzw. 1,8 mg) – unabhängig vom Essen
Lixisenatide	Lyxumia®	Erhaltungsdosis ab dem 16. Therapietag: einmal täglich 20 µg, eine Stunde vor dem Frühstück oder Abendessen

weiteren oralen Antidiabetika eingenommen werden, besteht keine Unterzuckerungsgefahr. Außerdem wird die verminderte oder fehlende frühe Phase der Insulinantwort wiederhergestellt. Es muss allerdings genau wie Insulin gespritzt werden.

Fazit

Patienten schätzen die Inkretinmimetika vor allem wegen der zum Teil extremen Gewichtsabnahme, die DPP-4-Hemmer wegen der einfachen Handhabung. Bei beiden kommt es bei alleiniger Anwendung praktisch nicht zu Unterzuckerungen, der HbA_{1c}-Wert wird etwa gleich gut gesenkt, insbesondere in der Kombination mit Metformin. Sollte sich außerdem zeigen, dass die Zerstörung von Betazellen auch beim Menschen gestoppt werden kann, so wäre dies sicher ein entscheidender Grund dafür, Inkretinmimetika bzw. DPP-4-Hemmer in Zukunft noch häufiger und frühzeitiger einzusetzen, eventuell in Kombination mit den bisherigen anderen oralen Antidiabetika und/oder Insulin.

Insulintherapie bei Typ-2-Diabetes

Warum und wann man beginnen sollte

Relativ und absolut
Typ-1-Diabetiker haben einen absoluten, Typ-2-Diabetiker zunächst nur einen relativen Insulinmangel.

Menschen mit Typ-1-Diabetes haben einen absoluten Insulinmangel; denn schon zu Beginn ihrer Erkrankung sind fast alle insulinproduzierenden Zellen unwiederbringlich zerstört. Typ-1-Diabetiker können Insulin nicht mehr selbst produzieren und brauchen also von Anfang an fremdes Insulin, um am Leben zu bleiben.

Ein Diabetes vom Typ 2 entwickelt sich dagegen meistens langsam und über Jahre oder Jahrzehnte als Folge von

- Übergewicht
- mangelnder Bewegung
- Überernährung
- Vererbung (gleichzeitig bekannter Diabetes in der Familie).

Die Vererbung spielt beim Typ-2-Diabetes eine entscheidende Rolle. Aber es wird nicht der Diabetes selbst, sondern die Insulinresistenz vererbt: Bei zunehmendem Übergewicht und mangelnder Bewegung sind Muskulatur, Leber und Fettgewebe immer weniger in der Lage, ausreichend Zucker aus dem Blut in die Zellen aufzunehmen, dort zu verbrennen und so Energie zu gewinnen. Ein Mensch mit Typ-2-Diabetes hat zu Beginn seiner Erkrankung in der Regel genügend eigenes Insulin, die Wirkung dieses Insulins reicht jedoch nicht aus. Die Folge: Irgendwann steigt der Zucker im Blut an, weil ein relativer Insulinmangel besteht. Relativ bedeutet: Ein übergewichtiger Diabetiker hat im Vergleich zu einem ebenfalls übergewichtigen Nicht-Diabetiker zu wenig Insulin!

Da Typ-2-Diabetiker anfangs noch selbst Insulin produzieren, dieses jedoch nicht richtig wirkt, kann versucht werden, die Insulinempfindlichkeit der Zellen zu verbessern – durch Medikamente, vor allem aber durch Bewegung und vernünftige Ernährung. Besonders

Zielwerte unter Therapie

Zielwerte unter Therapie		DDG	IDF, ADA, EASD
HbA_{1c}-Wert	Typ 1	< 6 % (42 mmol/molHb)	< 6,5 % (48 mmol/molHb)
	Typ 2	< 6,5 % (48mmo/molHb)	< 7,0 % (53 mmol/molHb)
Blutzucker	nüchtern	< 110 mg/dl (6,1 mmol/l)	< 100 mg% (< 5,5 mmol/l)
	2 Std. nach d. Essen	< 145 mg/dl (8,21 mmol/l)	< 140 mg% (< 7,8 mmol/l)

DDG (Deutsche Diabetes Gesellschaft) 2003, IDF 2012

bei übergewichtigen Typ-2-Diabetikern ist dieser Weg erfolgversprechend. Denn wenn diese Maßnahmen anschlagen, wird wieder vermehrt Glukose in die Zellen aufgenommen – der Blutzucker sinkt! Als Medikamente werden z. B. Glucophage®, Actos® etc. eingesetzt.

Insulintherapie kann sinnvoll werden

Verschiedene Studien, insbesondere auch die berühmte UKPD-Studie aus England (1998), haben gezeigt, dass Typ-2-Diabetes eine fortschreitende Erkrankung ist:
Langsam erlahmen die Betazellen, weil sie durch das Übergewicht und die mangelnde Bewegung jahrelang zu viel Insulin produzieren mussten. Ist dies geschehen, müssen auch Menschen mit Typ-2-Diabetes Insulin spritzen. Ein Therapieversuch mit einem Inkretinmimetikum (z. B. Byetta®) Victoza®, Lyxumia®) kann sinnvoll sein, bevor Insulin eingesetzt wird – vor allem unter Gewichtsaspekten.
Entsprechend den Leitlinien der Deutschen Diabetes-Gesellschaft (DDG) soll auch ein Typ-2-Diabetiker mit Insulin behandelt werden, wenn trotz Medikamenten, Ernährung und Bewegung langfristig der HbA_{1c}-Wert über 6,5 % (48 mmol/molHb) liegt (siehe Zielwerte-Tabelle links). Denn durch einen dauerhaft zu hohen HbA_{1c}-Wert steigt die Wahrscheinlichkeit für Schäden an den kleinen Blutgefäßen (Netzhaut, Nerven und Nieren) enorm an.
Eine Insulintherapie auch beim Typ-2-Diabetiker wird erforderlich, wenn

1. die Nüchternblutzuckerwerte trotz entsprechender Basismaßnahmen (mehr Bewegung, Ernährungsumstellung) und auch durch Medikamente außerhalb des Normbereichs liegen (über 110 mg/dl/6,1 mmol/l, gemessen im kapillären Vollblut aus der Fingerbeere) oder
2. wenn die Blutzuckerwerte 2 Stunden nach den Mahlzeiten über dem Normbereich von etwa 140 mg/dl/ 7,8 mmol/l liegen.

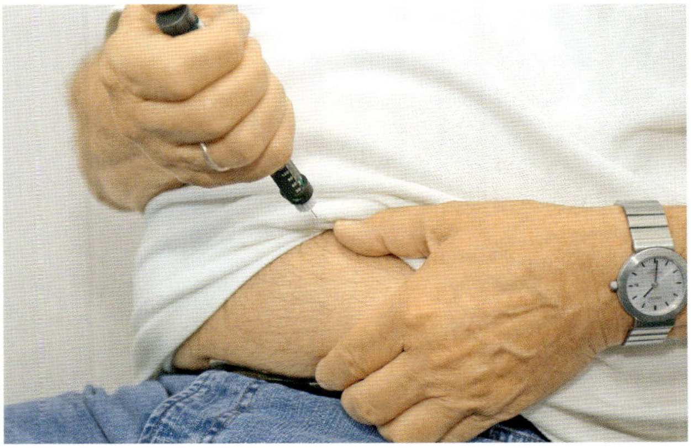

Produzieren die Betazellen kein Insulin mehr, müssen auch Typ-2-Diabetiker Insulin spritzen.

Situation 1: Erhöhte Nüchternwerte

Typ-2-Diabetiker berichten immer wieder, dass sie abends vor dem Schlafengehen oft normale Blutzuckerwerte von 110 mg/dl/6,1 mmol/l haben, seit dem Abendessen (etwa gegen 18 Uhr) nichts mehr gegessen haben und trotzdem morgens mit einem Blutzucker von 200 mg/dl/11,1 mmol/l aus der Nacht kommen. Dies führt oft zu Frust und zu falschen gegenseitigen Beschuldigungen (Ehepartner, Arzt!).
Der erhöhte Nüchternzucker kommt aus der Leber, neben der Muskulatur das wichtigste Speicherorgan für Zucker beim Menschen. Bei Menschen ohne Diabetes gibt die Leber über Nacht pro Stunde etwa 10 g Zucker ab, damit das Gehirn, die Muskulatur und die Organe auch nachts mit Zucker versorgt werden. Eine ausreichende Insulinwirkung über

Mikroangiopathie
Sind die kleinen Blutgefäße, z. B. an Netzhaut, Nerven und Nieren, durch zu hohe Blutzuckerwerte geschädigt, spricht man von Mikroangiopathie.

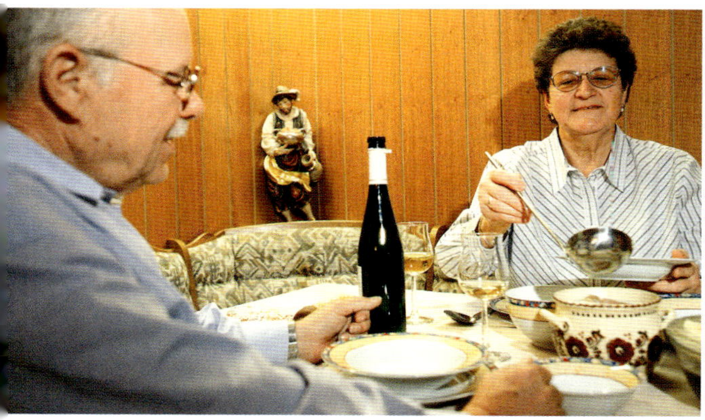

Wurde die Ernährung schon umgestellt? Das senkt nämlich die Blutzuckerwerte!

Nacht hindert dann normalerweise die Leber daran, zu viel Zucker zu produzieren und auszuschütten. Bei Typ-2-Diabetes produziert die Leber unkontrolliert Zucker, das liegt am relativen Insulinmangel und erklärt den erhöhten Nüchternwert.

Metformin und Insulin helfen

Metformin hemmt die Neubildung von Glukose in der Leber und wirkt so dem relativen Insulinmangel entgegen.

Man kann die Zuckerproduktion der Leber über Nacht z. B. durch Metformin unterdrücken. Wenn eine Tablette Metformin nach dem Abendessen (500, 850 oder 1000 mg) dazu nicht mehr ausreicht, besteht nur die Möglichkeit, spät am Abend vor dem Schlafengehen eine kleine Menge Basalinsulin zu spritzen (z. B. NPH-Insulin, Levemir®). Das Basalinsulin gelangt über Nacht langsam ins Blut, und die Leber wird an der Zuckerneubildung und -ausschüttung gehindert. Folge sind bessere Nüchternblutzuckerwerte (siehe Tabelle unten). Zeigt es sich anhand von Blutzucker-Profilen, dass auch tagsüber Insulin gebraucht wird, hat sich als einfachster Einstieg in die Insulintherapie die Verwendung des Langzeitanalog-Insulins Glargin (Lantus®) als sehr günstig erwiesen.

Situation 2: Erhöhte Blutzuckerwerte nach den Mahlzeiten

Menschen mit Typ-2-Diabetes haben ein weiteres Problem: Zu Beginn einer Mahlzeit wird nicht mehr genug Insulin ausgeschüttet. Diese sogenannte erste Phase der Insulinausschüttung tritt bei allen Menschen ohne Diabetes ein, sobald sie anfangen zu essen. Dieses Insulin gibt der Leber die Information, dass sie während des Essens nicht noch zusätzlich Zucker abgeben muss. Der Blutzucker würde sonst noch mehr ansteigen: einmal durch den Zucker aus der Leber und dann noch durch den Zucker aus dem Essen. Weil diese erste Phase der Insulinausschüttung (erste Insulinantwort, erster Insulinpeak) fehlt, haben Typ-2-Diabetiker nach den Mahlzeiten oft zu hohe Blutzuckerwerte – obwohl der Betroffene manchmal zu Recht sagt, er habe nur ganz wenig gegessen. Mit bestimmten Medikamenten (Sulfonylharnstoffe, Glinide) kann man versuchen, diese erste Insulinantwort nachzuahmen, indem man die noch vorhandene Restsekretion der insulinproduzierenden Betazellen nutzt. Funktioniert dies nicht mehr, muss auch ein Typ-2-Diabetiker vor einer Mahlzeit Insulin spritzen, am

Insulingabe: abhängig von der Situation

Hohe Nüchternblutzuckerwerte	Hohe Blutzuckerwerte nach dem Essen
langwirkendes Insulin vor dem Schlafengehen gegen 22 Uhr	kurzwirkendes Insulin vor einer oder mehreren Hauptmahlzeiten

besten ein schnellwirkendes Insulin, das rasch ins Blut geht und schnell wieder verschwindet – genau wie bei Menschen, die keinen Diabetes haben (siehe Tabelle auf der linken Seite). Ein einfacher Einstieg in eine Insulintherapie bei erhöhten Werten nach den Mahlzeiten ist z. B. die S.I.T. (Supplementäre Insulintherapie) Das bedeutet: Die Gabe von kleinen fixen Dosen kurz vor den Hauptmahlzeiten zum Beispiel 4–6 IE eines Kurzzeit-Human bzw. Kurzzeit-Analog-Insulins. Sollte sich darüber hinaus die Notwendigkeit einer Basalinsulingabe ergeben, kann dies wie bei der konventionellen Insulintherapie (CT) mit dem Langzeit-Analoginsulin Glargin (Lantus®), bzw. mit der zweimaligen oder auch einmaligen Gabe z. B. von Levemir® oder auch mit Humaninsulin erfolgen. Alternativ kann auch eine Mischinsulintherapie mit festen Insulinmischungen z. B. 30 % Normal, 70 % Basalinsulin morgens und abends bzw. morgens, mittags und abends erfolgen, wobei es manchmal sinnvoll ist Analog-Insulin-Mischungen z. B. Humalog® Mix 25, bzw. NovoMix® 30 einzusetzen – besonders deshalb, da diese auch nach dem Essen gespritzt werden können.

Fazit

Wenn trotz allgemeiner Maßnahmen (regelmäßige Bewegung, vernünftige Ernährung, auch bestimmte Medikamente) die Nüchternblutzuckerwerte oder die Werte nach den Mahlzeiten erhöht sind und eventuell ein Versuch mit einem Inkretinmimetikum/DPP-4-Hemmer gescheitert ist, ist für Menschen mit Typ-2-Diabetes der Zeitpunkt für eine zusätzliche Insulingabe gekommen. Weil man durch Insulin zunehmen kann, sollte man so wenig Insulin wie nötig spritzen. Bewegung spart Insulin! Eine einmal begonnene Insulintherapie bedeutet nicht unbedingt, dass man immer Insulin spritzen muss. Wer abnimmt und sich regelmäßig bewegt, kann die Insulinmenge drastisch reduzieren und das Insulin vielleicht wieder absetzen – das aber leider oft nur vorübergehend, z. B. nach Operationen, Fieber etc. Darüber hinaus führt eine Insulintherapie bei älteren Diabetikern oft zu einer deutlich besseren Lebensquali-

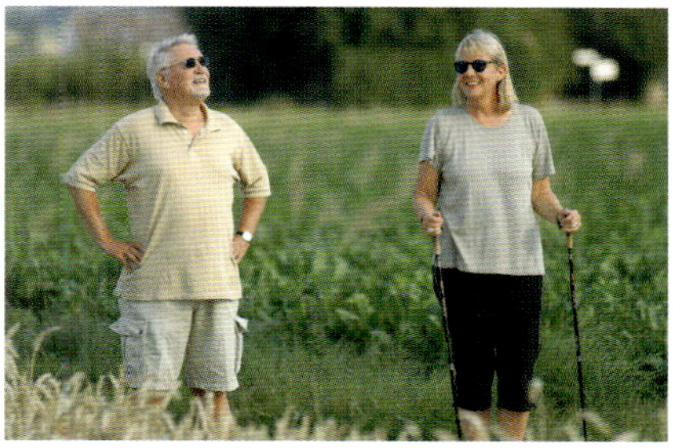

Bewegung tut gut – gerade bei Typ-2-Diabetes! Denn wer sich bewegt, kann die Insulinmenge oftmals drastisch reduzieren.

tät. Sie sollte deshalb, wann immer praktikabel und auch notwendig, keinem Diabetiker nur wegen des Alters vorenthalten werden. Die Vermeidung von schweren Unterzuckerungen – sowie auf der anderen Seite die Verhinderung eines Zucker-Komas sind vorrangige Ziele zur Erhaltung dieser Lebensqualität. Eine Überforderung im Alltag muss jedoch unbedingt vermieden werden – eine adäquate Schulung ist auch im hohen Alter deshalb sehr zweckmäßig. Die Kombination von Insulin mit oralen Antidiabetika – insbesondere Sulfonylharnstoffe – sollte im hohen Alter sehr kritisch gesehen werden, häufig sind sie eher kontraindiziert. Also: Keine Angst vor Insulin!

Es gilt:
Wenn nötig, sollte man besser früher mit Insulin beginnen als zu spät – zum Schutz vor Folgeschäden!

Insulintherapie bei Typ-1-Diabetes

Insulin von Anfang an – bei Typ 1 unerlässlich

Typ-1-Diabetes: Häufigkeit
5 – 10 Prozent der deutschen Diabetiker haben Typ-1-Diabetes, das sind 300 000 – 400 000 Menschen.

An Typ-1-Diabetes erkrankt zu sein, bedeutet heute immer noch, lebenslänglich täglich Insulin spritzen zu müssen bzw. sich Insulin mit einer Insulinpumpe zuzuführen, denn die insulinproduzierenden Betazellen wurden durch das eigene Immunsystem unwiderruflich zerstört (Autoimmunerkrankung). Nur in der Remissionsphase („Honeymoon-Phase") wenige Wochen oder Monate zu Beginn der Erkrankung, in der sich die wenigen noch vorhandenen Betazellen etwas erholen können, sinkt der Insulinbedarf manchmal noch einmal extrem.

ICT, CT und Pumpentherapie

Die Standardtherapie bei erwachsenen Typ-1-Diabetikern ist heute die intensivierte konventionelle Insulintherapie (ICT), auch „Basis-Bolus-Prinzip" oder „funktionelle Insulintherapie" genannt. Ziel ist eine möglichst normnahe Stoffwechseleinstellung bei größtmöglicher Flexibilität im Alltag und bester Lebensqualität sowie Zukunftsperspektive (Vermeidung von Folgeschäden).

Dagegen wird die früher auch bei Typ-1-Diabetikern durchaus verbreitete konventionelle Insulintherapie (CT) nur noch selten angewendet. Bei der CT wird zwei- bis dreimal am Tag ein Mischinsulin aus Normal- und Langzeitinsulin gespritzt. Die Nachteile der CT: Man muss regelmäßig Zwischenmahlzeiten essen, um nicht zu unterzuckern. Auch ist eine individuelle Anpassung der Dosis an die gegessenen Broteinheiten oder an einen veränderten Insulinbedarf z. B. bei Krankheit, Fieber oder Sport kaum möglich. Trotzdem gibt es durchaus noch Typ-1-Diabetiker, die mit einer Mischinsulintherapie bei relativ starrem Ernährungskorsett und gleichmäßigem Tagesablauf eine gute Blutzuckereinstellung erreichen. Vielleicht sind sie mit einer intensivierten Insulintherapie und der Notwendigkeit von stetigen Berechnungen überfordert,

Derzeit verfügbare Kurzzeit-Anaologinsuline
Apidra®
NovoRapid®
Humalog®/Liprolog®

Vor oder nach dem Essen spritzen?

Kurzzeit-Analoginsuline kann man ausnahmsweise auch einmal nach dem Essen spritzen. Die Blutzuckereinstellung ist aber auch mit diesen Insulinen besser, wenn sie vor dem Essen gespritzt werden.

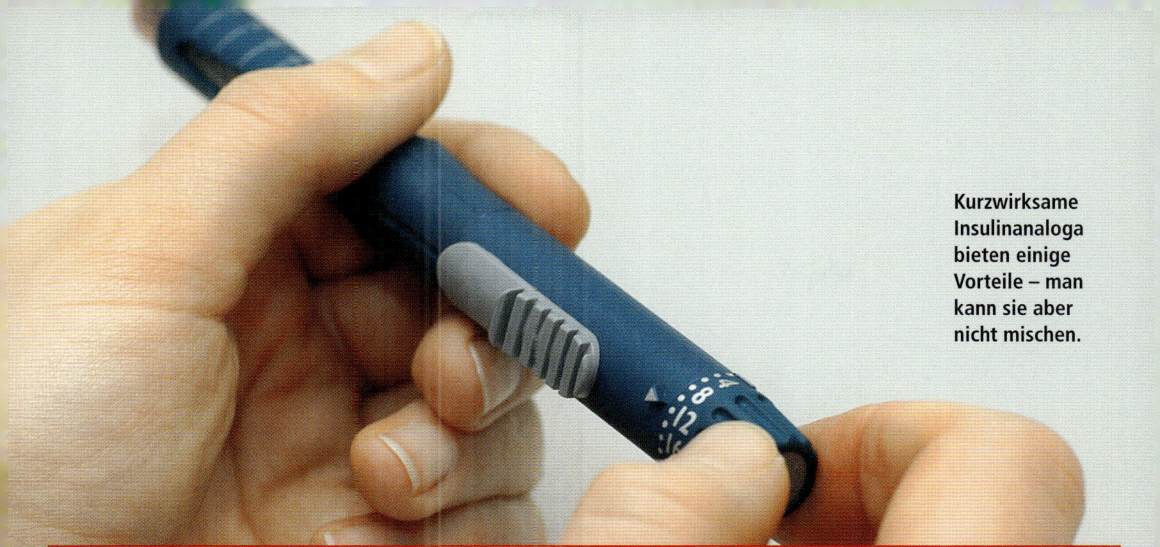

Kurzwirksame Insulinanaloga bieten einige Vorteile – man kann sie aber nicht mischen.

Normalinsulin und kurzwirksame Insulinanaloga – ein Vergleich

	Normalinsulin	kurzwirksame Insulinanaloga
Wirkeintritt	nach ca. 30–45 Minuten	nach ca. 15 Minuten
Wirkmaximum	nach 2–3 Stunden	nach 1–1,5 Stunden
Wirkdauer	ca. 4–6 Stunden	ca. 2–4 Stunden
Spritz-Ess-Abstand	In der Regel 15–30 Minuten vor der Mahlzeit.	In der Regel nein! Injektion nach der Mahlzeit möglich (Kinder!), besonders bei niedrigen Werten vor dem Essen.
Zwischenmahlzeit	In der Regel wegen der längeren Wirkdauer von Normalinsulin erforderlich.	In der Regel nicht erforderlich; separat berechnen und spritzen, falls sie eine relativ hohe BE-Menge umfasst.
Blutzuckerkorrektur	nach 3–4 Stunden möglich	nach 2–3 Stunden möglich
Mischen mit NPH-Insulin	ja	nein

oder sie wollen nicht so oft spritzen und Blutzucker messen.
Die berühmte DCCT-Studie (Boston, USA,1993), an der nur Typ-1-Diabetiker teilgenommen haben, hat jedoch gezeigt, dass unter einer ICT deutlich weniger Folgeschäden auftreten als unter einer CT. Dies gilt insbesondere für Schäden an den kleinen Blutgefäßen (Netzhaut, Nerven und Nieren). Deshalb ist die ICT heute auch die Standardtherapie bei Typ-1-Diabetes. Besser ist nur noch die Insulinpumpentherapie – von ihr können z. B. auch Kleinkinder und Patienten mit einem ausgeprägten Dämmerungsphänomen („Dawn-Phänomen“) profitieren. Trotzdem ist die Pumpe nicht für jeden Patienten geeignet, und dies nicht nur aufgrund der deutlich höheren Kosten.

Die intensivierte konventionelle Insulintherapie (ICT)

Unter der intensivierten konventionellen Insulintherapie (ICT) versteht man die konsequente Trennung von Basalinsulin (Verzögerungsinsulin) und Mahlzeiteninsulin, wobei das Kurzzeit- (Mahlzeiten-) Insulin etwa 15 bis 30 Minuten vor der jeweiligen Mahlzeit gespritzt werden muss, wenn humanes Insulin verwendet wird. So kann das Insulin rechtzeitig aus dem Unterhautfettgewebe aufgenommen und der zu erwartende Blutzuckeranstieg rechtzeitig abgefangen werden. Der Basalanteil muss bei Verwendung herkömmlicher Humaninsuline (NPH-Insuline) in der Regel zweimal pro Tag gespritzt werden, da die Wirkung nur maximal 16 Stunden anhält. Meist spritzt man das Basalinsulin morgens vor dem Frühstück und spät abends zwischen 22 und 23 Uhr. Wird NPH-Insulin früher gespritzt (z. B. schon zwischen 18 und 20 Uhr), kann es in der Nacht (z. B. zwischen 24 und 3 Uhr) zu einer Unterzuckerung kommen, denn in dieser Zeit sind wir Menschen sehr insulinempfindlich. Die Aufgabe des am Abend gespritzten NPH-Insulins ist es aber vor allem, den Blutzuckeranstieg am Morgen (zwischen 3 und 6 Uhr) abzufangen.

Gut rechnen
Das Basalinsulin darf abends nicht zu früh gespritzt werden, sonst kann es nachts zu einer Unterzuckerung kommen.

Als Basalinsulin können auch die Langzeit-Analoginsuline Levemir® und Lantus® verwendet werden. Sowohl mit Levemir® als auch mit Lantus® kann man in der Regel den Körper gleichmäßig über 24 Stunden mit Basalinsulin versorgen. Die Kurzzeit-Analoginsuline haben den Vorteil, dass sie rasch ins Blut gehen, nur kurze Zeit wirken und auch rasch wieder aus dem Blut verschwinden. Dadurch sinkt die Unterzuckerungsgefahr deutlich. Deswegen werden meist Kurzzeit-Analoginsuline als Korrekturinsuline verwendet – insbesondere auch nachts. Sie bieten darüber hinaus den Vorteil, dass man sie in besonderen Situationen auch einmal nach dem Essen spritzen kann. Grundsätzlich wird aber auch mit Analoginsulinen eine bessere Blutzuckereinstellung erreicht, wenn sie vor den Mahlzeiten injiziert werden.

Kurzzeit- und NPH-Insuline

Derzeit verfügbare Humaninsuline	
Kurzzeitinsuline	• Insuman® Rapid® • B.Braun ratiopharm® Rapid • Berlinsulin® H Normal • Huminsulin® Normal • Actrapid®
Verzögerungsinsuline (NPH-Insuline)	• Insuman® Basal • B.Braun ratiopharm® Basal • Berlinsulin® H Basal • Huminsulin® Basal • Protaphane®

Bedarf an Basalinsulin

Der Bedarf an Basalinsulin in 24 Stunden entspricht etwa der Hälfte der Gesamttagesmenge an Insulin.	
z. B. Tagesgesamtinsulindosis	40 IE
Basalinsulinbedarf	etwa 20 IE

Insulinempfindlichkeit – unterschiedlich über den Tag

Die intensivierte konventionelle Insulintherapie (ICT) mit der strengen Trennung von Basal- und Mahlzeiteninsulin erfordert es, den basalen Insulinbedarf für 24 Stunden genau zu berechnen. Der Basisbedarf beträgt etwa die Hälfte der Gesamtinsulinmenge des gesamten Tages (siehe Tabelle oben). Wer die intensivierte Insulintherapie durchführt, sollte außerdem wissen, dass wir Menschen im Laufe von 24 Stunden unterschiedlich empfindlich auf Insulin reagieren. Besonders mittags gegen 12 und nachts gegen 24 Uhr ist der Insulinbedarf sehr gering, wir sind also sehr insulinempfindlich. Morgens dagegen wird sehr viel mehr Insulin benötigt, um z. B. ein Brötchen mit Insulin abzudecken.

Dafür hat man aus praktischen Erwägungen die BE-Faktoren „erfunden"(siehe Tabelle unten). Sie geben an, wie viele Einheiten Insulin man braucht, um eine bestimmte Menge Broteinheiten (BE) morgens, mittags oder abends so mit Insulin abzudecken, dass der Blutzuckerspiegel nicht übermäßig ansteigt.

Darüber hinaus muss ein Mensch mit Typ-1-Diabetes, der sich mit der ICT behandelt, Korrekturfaktoren lernen – z. B.: Wie viel Insulin brauche ich, um meinen Blutzucker um 30 mg/dl (1,7 mmol/l) zu senken? In der Regel senkt 1 IE (Insulineinheit) Normalinsulin den Blutzucker je nach individueller Empfindlichkeit und Tageszeit um etwa 20 bis 60 mg/dl (1,1 bis 3,2 mmol/l). Außerdem sollten Diabetiker lernen, wie viele BE man zu sich nehmen muss, um schnell den Blutzuckerspiegel anzuheben und so eine Unterzuckerung zu vermeiden. Als Grundregel gilt: 1 BE an Kohlenhydraten hebt den Blutzuckerspiegel um etwa 20 bis 60 mg/dl (1,1 bis 3,2 mmol/l). Siehe dazu auch den Kasten rechts.

Um ein individuelles Therapieschema zu finden, ist es sinnvoll, Blutzuckertagesprofile zu erstellen und dabei auch individuelle Erfahrungen und Daten zu notieren. Auch nachts kann dafür gelegentlich der Blutzucker gemessen werden. Das Motto ist hier „Versuch und Irrtum". Was oft unheimlich kompliziert aussieht, ist oft viel einfacher als ursprünglich gedacht, wenn es praktisch geübt wird. Voraussetzung ist jedoch der Wille, das Geübte regelmäßig zu überprüfen und stets hinzulernen zu wollen.

Insulinbedarf zu den Mahlzeiten

morgens	etwa	1,0 – 3,0 IE/BE
mittags	etwa	0,5 – 1,5 IE/BE
abends	etwa	1,0 – 2,0 IE/BE

Vom Markt verschwundene Insuline

Durch die gegenwärtige „Bereinigung des Insulinmarktes" in Deutschland sind einige Insuline, die in speziellen Fällen Patienten in den letzten Jahrzehnten sehr geholfen haben, vom Markt verschwunden (z. B. Insulin Semilente®). Durch die heute zur Verfügung stehenden Insuline lässt sich der Blutzucker der meisten Menschen mit Diabetes entsprechend ihren eigenen Wünschen und Bedürfnissen in der Regel jedoch gut einstellen. Sprechen Sie deshalb mit Ihrem Arzt oder Diabetologen, wie Sie das Insulin ersetzen können, das es nicht mehr gibt.

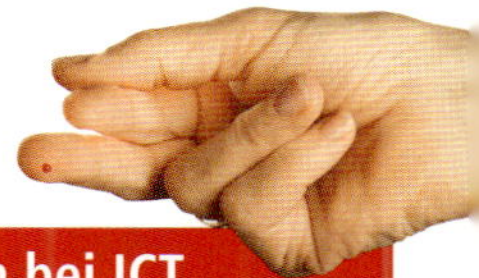

Korrekturfaktoren und BE-Faktoren bei ICT

- 1 IE Normalinsulin senkt den Blutzucker je nach individueller Insulinempfindlichkeit und Tageszeit etwa um 20 mg/dl bis 60 mg/dl (1,1 mmol/l – 3,2 mmol/l).
- 1 BE an Kohlenhydraten hebt den Blutzuckerspiegel normalerweise um etwa 20 bis 60 mg/dl (1,1 – 3,2 mmol/l).

Fazit

Die Möglichkeiten für eine optimale Insulintherapie für Typ-1-Diabetiker sind heute sowohl aus der physiologischen Sicht des Arztes als auch aus Sicht des Patienten heute besser denn je – trotz aller Hindernisse durch die Rahmenbedingungen (Politik, Kostenträger etc.). Jeder Patient kann grundsätzlich eine Insulintherapie praktizieren, die auf seine persönlichen Bedürfnisse abgestimmt ist und ihn gleichzeitig bestmöglich vor Folgeschäden schützt.

Blutzuckertagesprofil
Dafür wird der Blutzuckerwert nüchtern, ca. 1 - 2 Stunden nach jeder Hauptmahlzeit und ggf. auch nachts bestimmt.

Insulin richtig injizieren

Praktische Probleme bei der Insulininjektion

Entstehung von Lipohypertrophien (Fettansammlungen)

Wenn Patienten jahrelang regelmäßig mal rechts, mal links vom Nabel oder auch am Oberschenkel Insulin spritzen – insbesondere mit „langen Nadeln" (8 - 12 mm) – kann es zum Abbau von Fettgewebe (Lipoatrophie) oder aber, was häufiger vorkommt, zum Anhäufen von Fett (Lipohypertrophie) kommen. Eine aktuelle Studie (Fujikura et al., 2005) zeigt, dass Lipohypertrophien (Fettansammlungen) ausschließlich aus Fettzellen bestehen – bei ausgeprägten Fettansammlungen ist das Fett faserig und relativ arm an Blutgefäßen. Diese Fettzellen sind doppelt so groß wie normale Fettzellen und bestehen ausschließlich aus Fetttröpfchen – die Injektion in solche Stellen führt oft zu für den Diabetiker „unerklärlichen Blutzuckerschwankungen".

Diese Lipohypertrophien sind dann häufig in Form eines mehr oder weniger großen „Hängebauches" erkennbar – oder auch als „Reithosen" am Oberschenkel.

In Zeiten, in denen noch nicht hochgereinigte Humaninsuline, sondern vor allem Schweine- und Rinderinsuline eingesetzt wurden, kamen derartige Veränderungen noch sehr viel häufiger vor als heute. Aber sie sind auch heute noch einer der häufigsten Gründe für „oft unerklärliche Blutzuckerschwankungen", da das Insulin in den Lipohyperthrophien ungleichmäßig aufgenommen und damit auch ungleichmäßig ins Blut abgegeben wird – die Wirkung des Insulins wird unkalkulierbar.

Lipohypertrophien sind die häufigste lokale Komplikation einer Insulintherapie – bei bis zu 48 % der Insulin spritzenden Diabetiker kommen sie vor (Schmeisl et al.: Koinzidenzen: Injektionsgewohnheiten, Lipohypertrophien, Glukoseschwankungen. Diabetes, Stoffwechsel und Herz 2009; 18: 251-258).

Merke

Eine Nadellänge von 4 – 5 mm bei schlanken bzw. leicht adipösen Patienten ist sicher und reicht völlig aus.

Bedeutung der Nadellänge

Untersuchungen der Haut beim Menschen mittels Kernspintomographie (MRT, Frid, A.), haben gezeigt, dass die

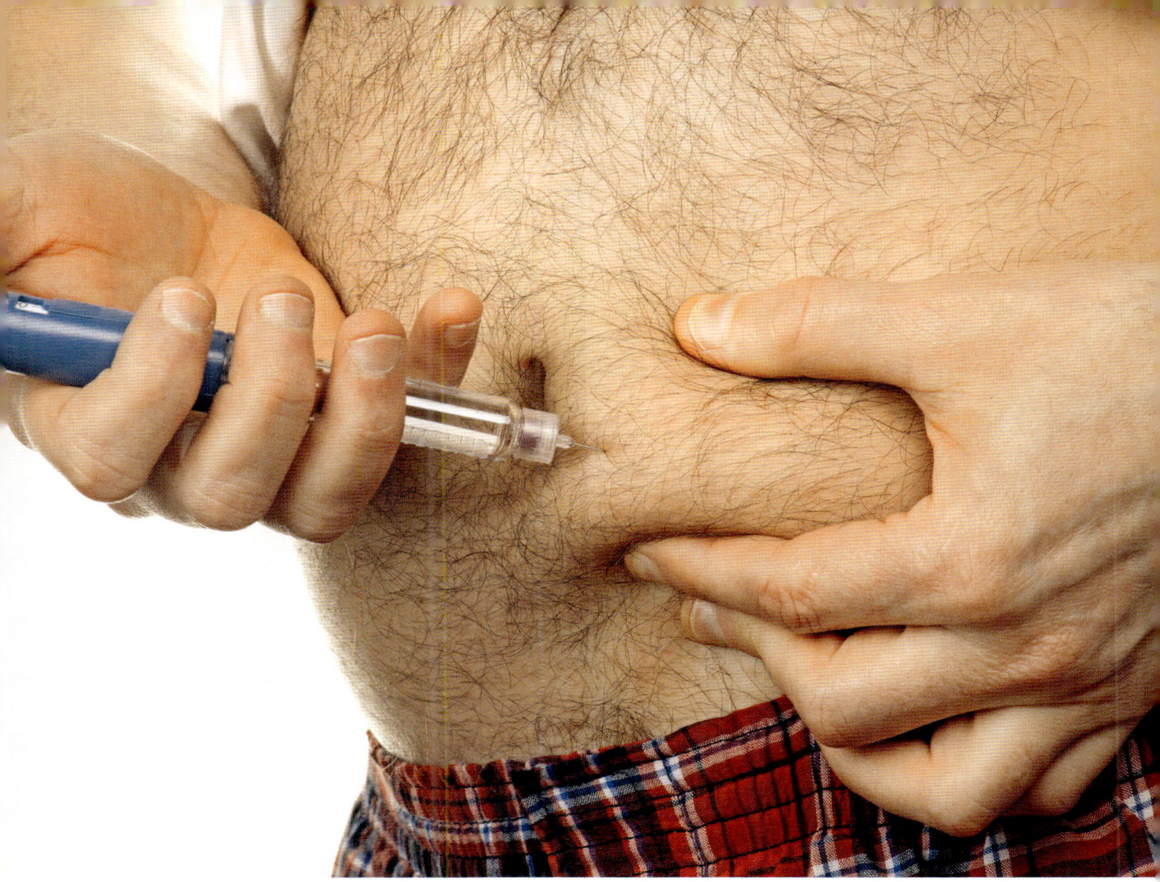

Hautdicke (Oberhaut und Haut, also Epidermis und Dermis) in allen Injektionsbereichen nur etwa 2 mm beträgt, und zwar unabhängig von Gewicht (BMI), Alter oder Geschlecht des Betroffenen. Das heißt: Bei normal bzw. leicht übergewichtigen Menschen sticht man mit einer 4 mm langen Nadel ohne Hautfalte sicher in das Unterhautfettgewebe, also dahin, wo das Insulin auch hingelangen soll!

Mit einer 5-mm-Nadel kommt man bei sehr schlanken Personen oder Kindern ohne Falte oft schon zu tief – nämlich auf die Muskelfaszie oder in den Muskel selbst. Dies kann zu Schmerzen führen und/oder zu einer schnelleren Wirkung des gespritzten Insulins.

Mit einer 6-mm-Nadel ist man dann fast immer bereits auf der Muskelfaszie, mit einer 8-mm-Nadel meist schon im Muskel!

Übergewichtige Patienten mit entsprechender „Fettdicke" besonders am Bauch können natürlich, wenn sie bisher mit ihren 8-mm-Nadeln gut zurechtgekommen sind, diese auch weiterhin verwenden.

Am Oberschenkel sollten Nadeln dieser Länge aber nur noch dann verwendet werden, wenn eine Hautfalte gebildet werden kann und die Injektion schräg erfolgt. Andernfalls spritzt man hier regelmäßig in den Muskel (i. m., intramuskulär) und nicht subkutan (s. c., ins Unterhautfettgewebe). Eine viel schnellere Insulinwirkung ist trotz Verwendung von Basalinsulin die Folge, was bedeutet, dass die Insulinwirkung zu einem späteren Zeitpunkt fehlt.

Sehr adipöse Patienten können auch weiterhin ihre 8-mm-Nadeln am Bauch verwenden, wenn sie gute Erfahrungen damit gemacht haben und es keine Probleme mit der Blutzuckereinstellung gibt.

Werden immer dieselben Stellen am Bauch für die Insulininjektion genutzt, können Lipohypertrophien (Fettansammlungen) entstehen.

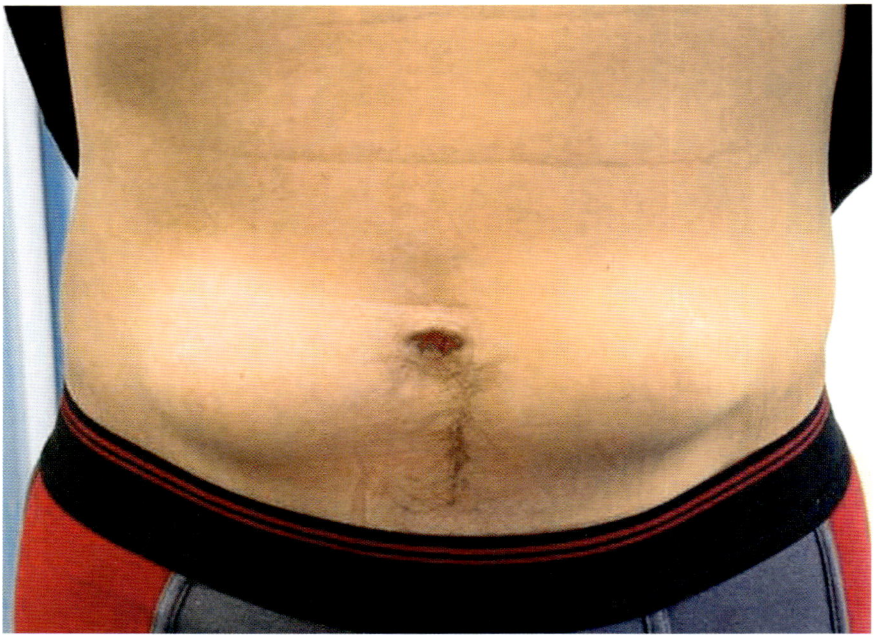

Damit das Insulin sicher ins Unterhautfettgewebe gelangt, muss bei längeren Nadeln (z. B. 8 mm) besonders bei schlanken Patienten eine Hautfalte gebildet werden.

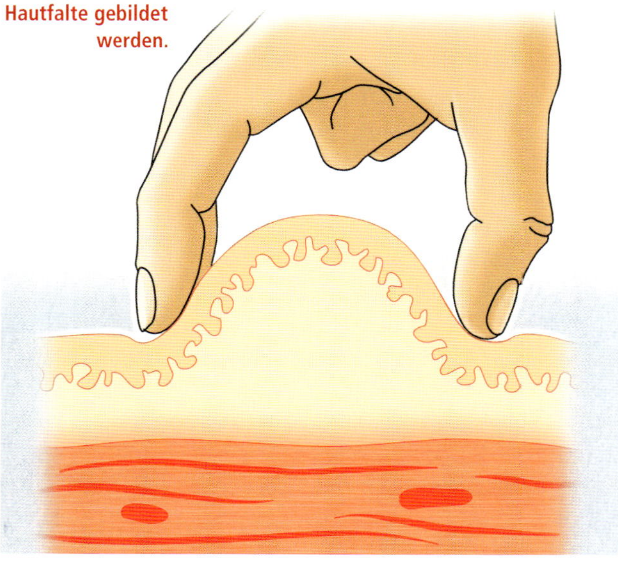

Durch zu lange Nadeln – oder wenn die Nadeln nicht nach jeder Injektion gewechselt werden – entstehen darüber hinaus oft Verletzungen im Gewebe und auch versehentliche Injektionen in den Muskel, wodurch Basalinsulin, das eigentlich langsam und gleichmäßig wirken soll, oft zu schnell wirkt.

Studien haben darüber hinaus gezeigt, dass Insulin, je nach Injektionsort, unterschiedlich schnell aus dem Unterhautfettgewebe aufgenommen wird.

Insulin wird besonders schnell aus dem Unterhautfettgewebe resorbiert, wenn es rechts oder links oder auch unterhalb des Nabels injiziert wird. Am schnellsten wirkt es jedoch bei Injektionen einige Zentimeter oberhalb des Nabels, am langsamsten bei Injektion seitlich am Oberschenkel (jeweils subkutan, also ins Unterhautfettgewebe).

Deshalb sollten Kurzzeit-Humaninsuline bzw. auch Kurzzeit-Analoginsuline grundsätzlich nur am Bauch injiziert werden (mit 4 bis 6 mm langen Nadeln) – und zwar immer subkutan, also ins Unterhautfettgewebe.

Basale Humaninsuline (z. B. Insuman Basal, Protaphan (NPH-Insuline)) sollten grundsätzlich am Oberschenkel subkutan gespritzt werden, in der Regel mit 4 - 6-mm-Nadeln, ebenso das Langzeit-Analoginsulin Levemir®. Dieses darf aber keinesfalls in den Muskel gespritzt werden (kurze Nadel nehmen!), da es dann wie ein schnell wirksames Insulin wirkt. Insulin Glargin (Lantus®) kann sowohl am Oberschenkel als auch subkutan am Bauch gespritzt werden.

Verbesserte Blutzuckerwerte durch neue Spritzstellen

So zeigt sich denn auch bei vielen Patienten: Wenn sie in „neue" Stellen spritzen - insbesondere subkutan mit „kurzen Nadeln" (4 - 6 mm) - bessern sich die Blutzuckerwerte rasch. Manchmal sind die Werte dann so gut, dass die Insulindosis extrem reduziert werden kann und sogar reduziert werden muss, um nicht zu unterzuckern! Dies sollte man bei der Umstellung auf neue Spritzstellen mit kurzen Nadeln unbedingt berücksichtigen!

Technisches

Die Nadellängen haben sich durch Fortschritte in der Nadeltechnologie extrem verbessert und dadurch einen besseren Insulininjektions-Komfort sowie eine sicherere Insulinapplikation ermöglicht: Durch das besondere Herstellungsverfahren dieser neuen Nadelgeneration (z. B. von Becton Dickinson) kann trotz der geringeren Länge die gleiche Menge an Insulin verabreicht werden.
Diese Nadeln werden wie sonst auch große Röhren bei der Herstellung in die Länge gezogen. Dadurch wird die Wand der Nadel dünner, aber der innere Durchmesser bleibt trotzdem gleich. So kann trotz kürzerer und dünnerer Nadeln dieselbe Menge Insulin gespritzt werden wie mit langen und dicken Nadeln, man hat aber weniger Schmerzen und die Injektion ist sicherer.

Vermeidung von Lipoatrophien- oder Lipohypertrophien – das sollten Sie beachten:

- Injektionsgewohnheiten beeinflussen die Blutzuckereinstellung.
- Die Injektion in Lipohypertrophien sollte vermieden werden.
- Die Injektionsstelle sollte regelmäßig gewechselt werden.
- Injektionsareale sollten regelmäßig kontrolliert werden (nicht nur ansehen, sondern auch betasten!).
- Evtl. ist eine erneute Schulung der Injektionstechnik nötig.
- Die Nadel muss nach jeder Injektion gewechselt werden!

Fazit

Regelmäßiger Wechsel der Injektionsstellen und der Nadeln bei der Insulininjektion vorausgesetzt, lassen sich Lipohypertrophien reduzieren bzw. vermeiden und dadurch auch manch „unerklärliche Blutzuckerschwankung" beseitigen.
Bevor also über ein neues Spritzenschema, neue Insuline und viele weitere Dinge nachgedacht wird, sollte zunächst einmal den praktischen und naheliegenden Aspekten der Insulininjektion mehr Beachtung geschenkt werden - vom Betroffenen selbst, aber auch vom betreuenden Hausarzt oder Diabetologen.

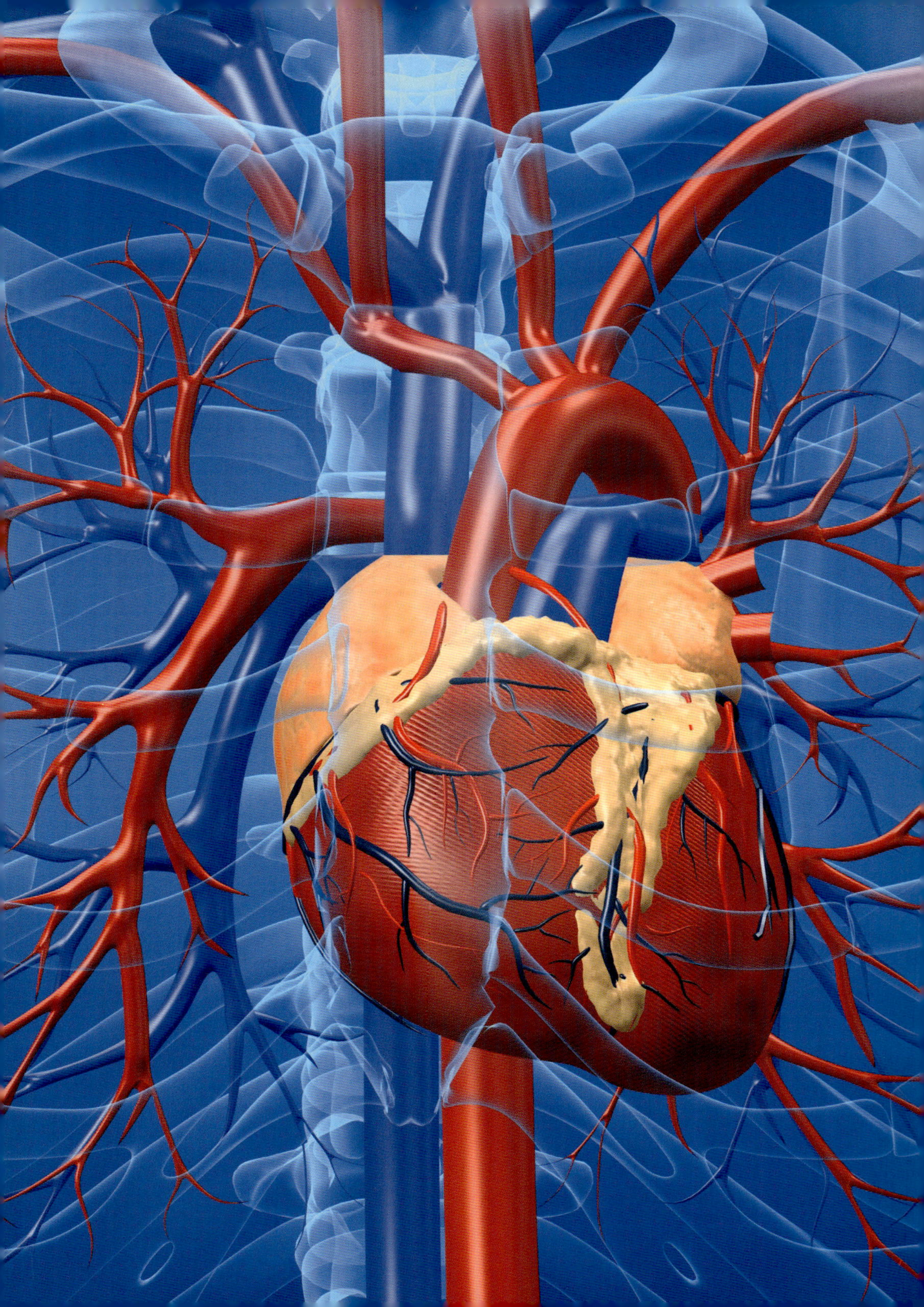

Folgeschäden an den großen Gefäßen

Bluthochdruck und Diabetes – wer beides hat, hat auch ein hohes Risiko für **Herzinfarkt und Schlaganfall**. Denn bei Menschen mit Diabetes ist die Gefahr dafür sowieso schon erhöht. Schäden an den großen Gefäßen (Makroangiopathie) müssen deshalb früh erkannt und behandelt werden – häufig ist die **„Schaufensterkrankheit" (pAVK)** eine ernste Warnung.

Diabetes und Bluthochdruck

Langfristig denken: den Hochdruck senken

Bluthochdruck *auch: Hypertonie oder Hypertonus. Der Hochdruck verursacht lange keine Beschwerden und wird oft erst spät entdeckt.*

Obwohl uns in Deutschland viele sehr bewährte und auch neue Medikamente zur Verfügung stehen, um Bluthochdruck zu behandeln, wird nach offiziellen Schätzungen nur ein Drittel der Menschen mit zu hohem Blutdruck ausreichend gut behandelt.
Je schlechter die Behandlung ist, bei umso mehr Patienten werden die großen Blutgefäße geschädigt (Makroangiopathie); sie leiden an Herzinsuffizienz, bekommen einen Schlaganfall und/oder Herzinfarkt.
Aber auch die gefürchteten Schäden an der Netzhaut des Auges und an Nieren und Nerven werden durch den Bluthochdruck negativ beeinflusst (Mikroangiopathie). Davon sind vor allem Menschen mit Typ-2-Diabetes betroffen. Zu bedenken ist auch: Die Schäden an den Blutgefäßen dieser Organe durch den Bluthochdruck entstehen bei Typ-2-Diabetikern bereits viele Jahre vorher im Rahmen des Metabolischen Syndroms (Wohlstandssyndrom).
Menschen mit Typ-1-Diabetes haben bei der Diabetes-Diagnose meist noch normale Blutdruckwerte. Der Bluthochdruck entwickelt sich häufig erst im Rahmen einer Nephropathie (beginnender Nierenschaden) bei schlechter Blutzuckereinstellung.

Risikofaktoren für die Entstehung von Bluthochdruck

1. Ein wichtiger Risikofaktor ist das Übergewicht, insbesondere zu viel Fett am Bauch im Rahmen des Metabolischen Syndroms (Wohlstandssyndrom).
2. Der Diabetes mellitus selbst ist ein eigenständiger Risikofaktor – die Sterblichkeit durch Herzinfarkt und Schlaganfall ist bei Diabetikern alleine durch den Diabetes selbst mindestens verdoppelt.
3. Die Eiweißausscheidung im Urin (Mikroalbuminurie) ist bereits Zeichen eines Endorganschadens durch Diabetes.
4. Zusätzliche Entzündungsparameter, wie sie häufig bei Diabetikern im Rahmen des Metabolischen Syndroms gefunden werden (z. B. C-reaktives Protein), sind auch ein Risikofaktor für Bluthochdruck.
5. Erhöhtes Gesamtcholesterin über 190 mg/dl oder LDL über 115 mg/dl.
6. Das Alter (Männer über 50 Jahre, Frauen über 65 Jahre).
7. In der Familie finden sich Erkrankungen des Herz-Kreislauf-Systems (Infarkt, Gefäßverschlüsse, Schlaganfall).

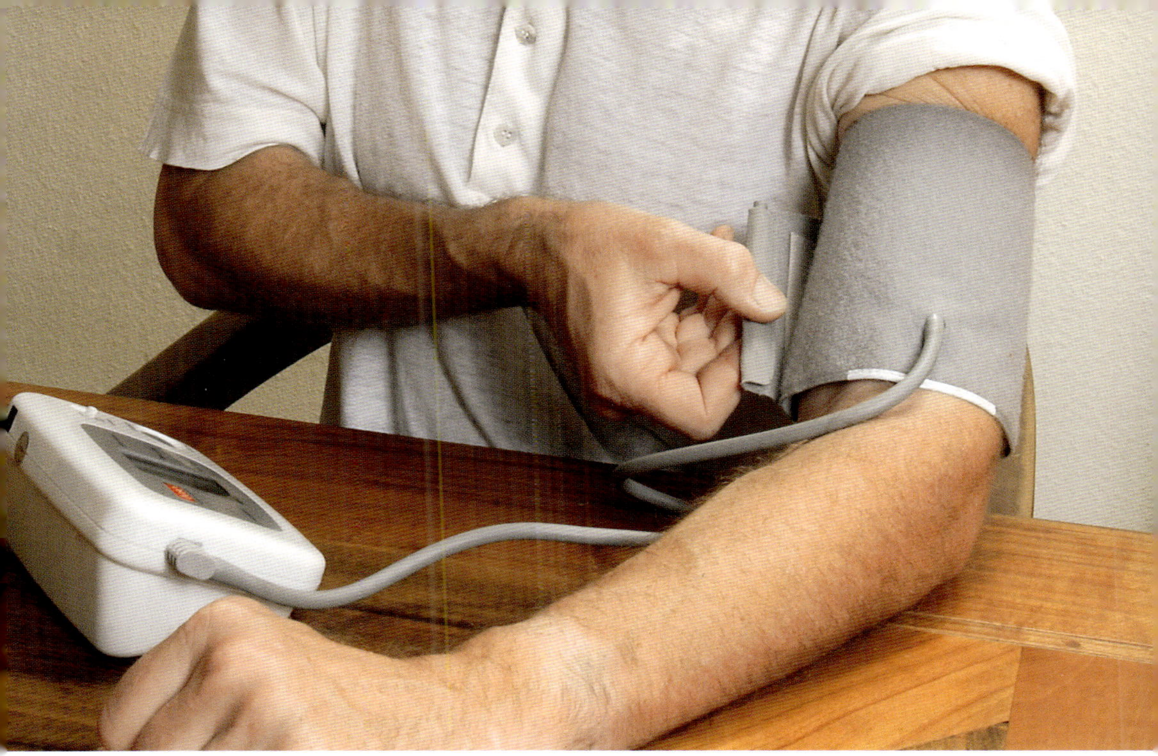

Insgesamt ist Bluthochdruck bei Menschen mit Diabetes etwa doppelt so häufig wie in der Gesamtbevölkerung. Etwa 20 % der jüngeren Diabetiker sind davon betroffen, bei Patienten über 75 Jahre sind es fast 75 %.

Blutdruck senken senkt die Risiken

Eine Senkung des Bluthochdrucks um 5 - 6 mmHg senkt das Risiko eines Herzinfarktes um etwa 60 %, das eines Schlaganfalls um etwa 38 %!

Umgekehrt bedeutet dies: Ein um 10 mmHg höherer systolischer Blutdruck erhöht das Gesamtrisiko für Herzinfarkt und Schlaganfall um etwa 20 bis 25 %!

Als Ziel gilt generell ein Blutdruck um 140/90 mmHg (140 mmHg = systolischer Blutdruck, 90 mmHg = diastolischer Blutdruck), bei Diabetikern oder bei Menschen mit beginnender Niereninsuffizienz sollte ein Wert von 130/80 mmHg nicht überschritten werden. Für Diabetiker mit bereits nachgewiesener Proteinurie (Eiweißausscheidung im Urin) von über 1 g pro Tag liegt die Blutdruckgrenze sogar bei 125/75 mmHg. Das sind nicht nur Zahlenspiele! Heute kann man ganz konkret anhand der Beurteilung eines Gesamtrisikos das individuelle Risiko eines Patienten ermitteln. Das Gesamtrisiko und damit auch die Intensität der Therapie orientieren sich an Leitlinien der Deutschen Diabetes-Gesellschaft und der Deutschen Hochdruckliga.

Besondere Risikofaktoren sind: Hinweise auf Durchblutungsstörungen der Beine oder der Hirngefäße, Ablagerungen an Blutgefäßen (arteriosklerotische Plaques) sowie fortgeschrittene Zeichen der Retinopathie (Blutungen in der Netzhaut, Ablagerungen und Papillenödem (Wassereinlagerung)).

Wer seinen Blutdruck regelmäßig kontrolliert, kann gezielt etwas gegen hohen Blutdruck tun.

Weitere sinnvolle Untersuchungen bei Hochdruck

1. EKG
2. Herz-Ultraschall
3. Ultraschall-Untersuchung der Halsschlagader (A. carotis)
4. Untersuchung auf Eiweiß im Urin/auf Mikroalbuminurie
5. Ggf. die Messung des Knöchel-Arm-Indexes durch Doppler-Druck-Messung (ABI = Ankle Brachial Index, mittels Ultraschall)
6. Untersuchung des Augenhintergrundes/der Netzhaut
7. Bestimmung der Blutzuckerwerte bei Verdacht auf Diabetes oder gestörte Glukosetoleranz
8. 24-Stunden Blutdruckmessung

Diagnose des Bluthochdrucks

Für Menschen mit Diabetes gilt: Für sie ist eine optimale Blutdruckeinstellung besonders wichtig

Leider macht der hohe Blutdruck oft überhaupt keine Beschwerden – im Gegenteil. Patienten mit hohem Blutdruck sehen oft „strotzend gesund" aus, wegen der oft etwas rötlich-braunen Gesichtsfarbe. Patienten mit niedrigem Blutdruck sehen dagegen oft fahl -weißlich im Gesicht aus – und werden eher als krank angesehen – dabei lauert die Gefahr bei dem vermeintlich strotzend gesund aussehenden Menschen. Bluthochdruckkranke klagen gelegentlich über unspezifische Beschwerden (s. Tabelle).

Zeichen des Bluthochdrucks (Auswahl)

- häufiges Nasenbluten
- Kopfschmerzen
- Ohrensausen
- Schwindel
- Augen/Sehprobleme
- Luftnot bei Belastung
- Bei nächtlichem Hochdruck Schlafstörungen
- Herzklopfen
- Druck über der Brust

Nur durch regelmäßiges Blutdruckmessen in Ruhe – mal morgens, mal abends oder auch schon mal in der Nacht (anlässlich eines Toilettenganges!) lässt sich die Diagnose stellen.

In den letzten Jahren hat sich immer mehr gezeigt, dass die Blutdruckmessung zu Hause sehr wertvoll ist. Die Blutdruckwerte liegen in der Regel etwas unter den in der Praxis gemessenen Werten. Beispielsweise werden in der Praxis 140/80 mmHg gemessen, ambulant/zu Hause aber nur 135/85 mmHg. Dies sollten alle wissen, die beim Arzt aufgeregt sind und deren Blutdruck deshalb dort besonders stark ansteigt – man nennt dieses Phänomen „Weißkitteleffekt". Es gibt aber auch Patienten, die sich zu Hause wegen jedes erhöhten Wertes verrückt machen und sogar selbstständig die Medikamentendosis ändern. Die 24-Stunden-Blutdruckmessung ist gerade bei Patienten mit einer chronischen Erkrankung wie Diabetes und Bluthochdruck manchmal von entscheidender Bedeutung für die Therapieentscheidung! Sowohl der Blutdruck als auch die Herzfrequenz unterliegen einer Schwankung im Tag-Nacht-Rhythmus. So kommt es morgendlich in der Regel zu einem starken Blutdruckanstieg mit einem Höchstwert am Abend – eine Blutdruckspitze meist gegen 6.00 Uhr (beim Aufstehen) und eine zweite am frühen Abend. Nach Prof. Dr. R. Zwicker (Graz) ist die Folge eine Häufung von Herzinfarkten und Schlaganfällen sowohl morgens als auch abends. So besteht offenbar auch ein enger Zusammenhang zwischen Schlaf und Blutdruck – die Verkürzung der Schlafdauer um etwa 1 Stunde (z. B. Umstellung der Winterzeit auf Sommerzeit) erhöht deutlich die Infarktrate (Schwedisches Infarkt-Register 1987–2006 Jamazky). Eine verringerte Schlafdauer und auch Durchschlafstörungen können so der Entwicklung eines Bluthochdrucks Vorschub leisten (Prof. Dr. R. Zwicker, Graz).

Zeitlicher Verlauf des Blutdrucks

Normalerweise sinkt der Blutdruck eines Menschen in der Nacht um etwa 10–20 % unter den Tageswert (= Normal dipper, aus dem englischen to dip = absenken), Menschen bei denen der Blutdruck nachts um weniger als 10 % absinkt, bezeichnet man demnach als „Non dipper“, Menschen bei denen nachts der Blutdruck sogar ansteigt als „Inverted dipper (= umgekehrte Reaktion des Blutdrucks!).
Diese Situation stellt, wenn sie nicht z. B. durch nächtliche Arbeit oder andere Aktionen bedingt ist, einen starken Risikofaktor für die Entwicklung von Herz-Kreislauf-Erkrankungen dar. Aktuelle Studien belegen, dass nur der nächtliche Blutdruck im Verhältnis zum Tagesblutdruck, und nicht der Tagesblutdruck isoliert, eine schlechte Prognose hinsichtlich Herz-Kreislauferkrankungen (Non dipper, Inverted dipper) signalisiert.
Andererseits sind aber auch Menschen mit extrem niedrigem Blutdruck während der Nacht (= Extreme dipper) im Schlaf mit einem höheren Herz-Kreislauf-Risiko behaftet.
Relativ aktuell gibt es darüber hinaus auch Hinweise dafür, dass ein extremer Blutdruckanstieg in den frühen Morgenstunden (> 55 mmHg = „Morning Surge“) ein besonderes Risiko darstellt.

Was bedeutet dies denn nun für die medikamentöse Blutdruckeinstellung beim Diabetiker?

Für die Auswahl des „richtigen“ Blutdruckmittels oder einer Kombination und für dessen Effektivität bzw. das Auftreten von Nebenwirkungen spielt der Einnahmezeitpunkt meist eine wichtige Rolle.
Der richtige Einnahmezeitpunkt für ein Blutdruckmittel hängt von dessen Ort der Wirkung und Wirkdauer (Pharmakokinetik) im Körper ab und vom individuellen Blutdruckverlauf.

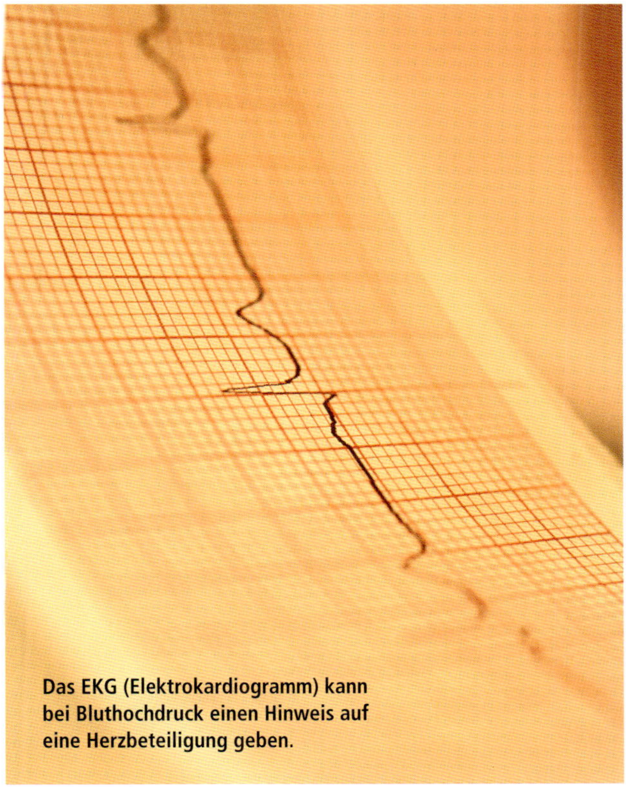

Das EKG (Elektrokardiogramm) kann bei Bluthochdruck einen Hinweis auf eine Herzbeteiligung geben.

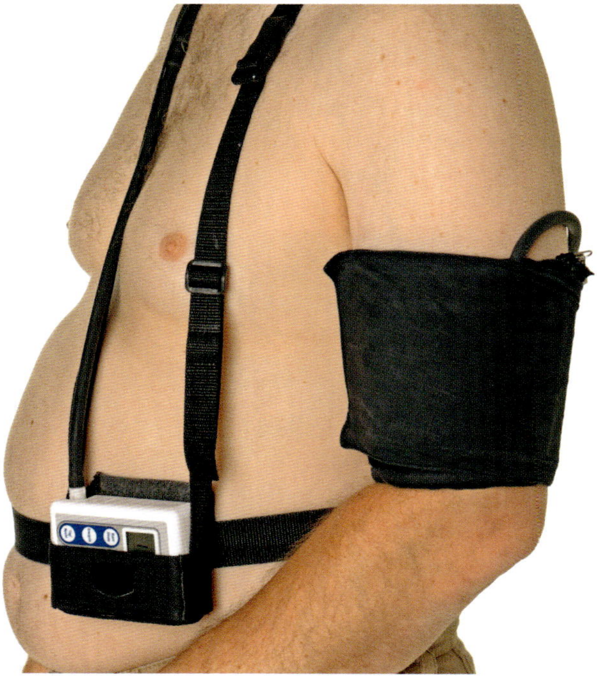

Eine 24-Stunden-Blutdruckmessung kann für die Therapie sehr wertvoll sein.

Durch eine 24-h-Blutdruckmessung bzw. auch gelegentlich nächtliche Blutdruckmessungen können Hinweise auf ein „nicht-normales Blutdruckverhalten" gewonnen werden. Habe ich z. B. einen Patienten mit einem Inverted dipper-Verhalten (= Nachts besonders hoher Blutdruck) so braucht dieser unbedingt auch abends ein Blutdruckmittel (→ Senkung des Blutdrucks über Nacht).

Entdecke ich jedoch durch eine 24-h-Blutdruckmessung, dass der Blutdruck nachts sogar extrem niedrig ist (= Extreme dipper), so darf ich diesem Patienten natürlich abends nicht noch zusätzlich ein blutdrucksenkendes Medikament geben (→ der Blutdruck würde noch mehr sinken!). Das Blutdruckmittel wird dann nur morgens eingenommen!

Grundsätzlich gilt für die Therapie des Bluthochdrucks bei Menschen mit Diabetes:

Je niedriger der Blutdruck, desto besser! Die Grenze nach unten ist erreicht, wenn man sich nicht mehr wohl fühlt, wenn Schwindel und Übelkeit auftreten.

An Basismaßnahmen denken!

An Basismaßnahmen, um den Bluthochdruck zu senken, sollte man denken, bevor Medikamente eingesetzt werden und/oder sie auch zusätzlich zur Medikamenteneinnahme durchführen. Diese Basismaßnahmen sollten nicht unterschätzt werden: Der Blutdruck sinkt oft dramatisch, wenn man nur wenige Kilogramm abnimmt. Ebenfalls empfohlen, um den Blutdruck zu senken: weniger Salz essen – das wirkt aber nicht bei jedem –, weniger Alkohol trinken und sich regelmäßig bewegen (siehe auch Kasten unten).

Medikamente gegen Bluthochdruck

Es gibt heute in Deutschland viele sehr gute Medikamente, um den Bluthoch-

Basismaßnahmen

1. Übergewicht langsam senken.
2. Regelmäßig körperlich aktiv sein, um Gewicht zu verlieren. Dafür müssen Sie keinen Sport treiben! Geeignet sind auch z. B. Walken, Tanzen, tägliche Spaziergänge von ein bis zwei Stunden.
3. Sich kalorienreduziert ernähren, der Bewegung angepasst. Die Ernährung sollte reich an Obst, Gemüse und Vollkornprodukten sein – aber auch Lieblingsspeisen sind erlaubt!
4. Weniger Alkohol trinken.
5. Mit dem Rauchen aufhören.

druck zu behandeln. Die am häufigsten verwendeten Medikamente wie Diuretika, Beta-Rezeptorenblocker, Calcium-Antagonisten, ACE-Hemmer und AT_2-Rezeptor-Blocker (= AT_1-Blocker) sind zunächst einmal untereinander gleichberechtigt. Für Menschen mit Diabetes sind jedoch ACE-Hemmer (bei Typ-1-Diabetes) und AT_2-Rezeptor-Blocker (bei Typ-2-Diabetes) besonders geeignet, denn sie sind stoffwechselneutral und schützen die Nieren.

Zahlreiche Studien haben jedoch auch gezeigt, dass bereits zu Beginn des Diabetes im Rahmen des Metabolischen Syndroms häufig ein Medikament nicht ausreicht, sondern in der Regel schon zwei Medikamente erforderlich sind. Nach den neuen Leitlinien der Deutschen Hochdruckliga und der DDG ist deshalb die Kombination von Medikamenten der ersten Wahl in niedriger Dosierung nicht nur sinnvoll, sondern durchaus möglich. ACE-Hemmer und AT_2-Rezeptor-Blocker sind aufgrund fehlender Nebenwirkungen insbesondere für ältere Diabetiker sehr vorteilhaft, die bereits Begleiterkrankungen wie Durchblutungsstörungen der Beine (pAVK) und Asthma bronchiale haben.

ACE-Hemmer können gelegentlich zu verstärktem Husten und Hustenreiz führen; in diesem Fall sollte alternativ ein AT_2-Blocker gegeben werden. Bei einem Patienten mit einer Koronaren Herzerkrankung (Durchblutungsstörungen der Herzkranzgefäße) ist natürlich auch ein Beta-Blocker einzusetzen, auch wenn er den Diabetes im Prinzip verschlechtern kann. Auch Entwässerungsmittel (Diuretika), z. B. bei einer Herzinsuffizienz (Herzschwäche), sind trotz der Verschlechterung des Blutzuckers oft notwendig.

Fazit

Die Blutdruckeinstellung bei Patienten mit Diabetes hat einen extrem hohen Stellenwert insbesondere zur Vermeidung von Herz-Kreislauf-Komplikationen und dem Fortschreiten einer Nephropathie (= Nierenschaden).

Das „richtige" Medikament zum „richtigen" Zeitpunkt eingenommen scheint besonders wichtig, dann auch sicher und effektiv. Blutdruckmessungen zu „unüblichen" Zeiten sind eine der Voraussetzungen, um dieses Ziel zu erreichen. Bis die Bluthochdruckmittel wirken, sollte man Geduld haben und nur in Zusammenarbeit mit dem Arzt die Dosis steigern oder senken. Nur so lassen sich mögliche Nebenwirkungen auch rechtzeitig erkennen.

Versäumen Sie auch nicht, die Basismaßnahmen in Angriff zu nehmen: Oft lässt sich eine Menge an Medikamenten einsparen, wenn man nur wenige Kilos abnimmt, mit dem Rauchen aufhört und/oder weniger Alkohol trinkt. Weniger Medikamente zu nehmen ist gut, weil jedes Medikament über die Niere oder die Leber abgebaut werden muss.

Die Kooperation zwischen Arzt und Patient ist unbedingt erforderlich, um langfristig eine gute Blutdruckeinstellung zu erreichen. Machen Sie deshalb die optimale Einstellung Ihres Blutdrucks zu einem Ihrer zentralen Vorhaben!

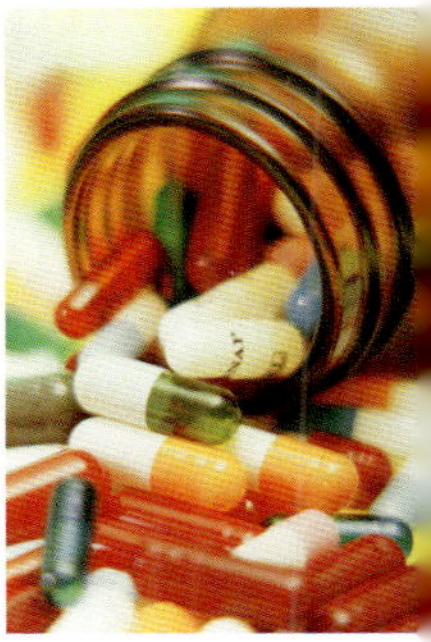

Häufig reicht ein Medikament nicht aus, um den Bluthochdruck zu behandeln. Eine Kombination verschiedener Medikamente kann durchaus sinnvoll sein.

Schlaganfall und Herzinfarkt bei Diabetes

Risiken erkennen und konsequent behandeln

Menschen mit Diabetes Typ 1 und Typ 2 sterben nur noch selten an einer akuten Stoffwechselentgleisung – dafür jedoch sehr häufig an den Folgen eines Herzinfarktes oder Schlaganfalls, nämlich etwa 80 % aller Typ-2-Diabetiker und auch 30 bis 35 % der Typ-1-Diabetiker.

KHK
Koronare Herzkrankheit, eine Erkrankung der Herzkranzgefäße.

Bei Typ-1-Diabetikern steigt das Risiko ebenfalls auf nahezu 80 %, wenn sich erste Anzeichen eines chronischen Nierenschadens einstellen, wie z. B. eine Mikroalbuminurie. Die Nierenveränderungen zeigen nicht nur einen beginnenden Nierenschaden an, sondern sind ein indirekter Hinweis für einen Schaden am Herz-Kreislauf-System. Eine Mikroalbuminurie sollte deshalb immer Anlass sein, nach einer möglicherweise bereits vorliegenden KHK zu suchen.

Der Herzinfarkt ist mit 60 % die häufigste Einzeltodesursache bei Menschen mit Diabetes.

Besonders schlechter KHK-Verlauf bei Diabetes

Bei Diabetikern verläuft eine Erkrankung der Herzkranzgefäße (KHK) oft besonders schlecht. Warum?

- Arteriosklerose ist oft viel ausgeprägter als bei Nicht-Diabetikern.
- Die Herzkranzarterien sind oft an vielen Stellen gleichzeitig befallen (am Hauptstamm und an den Außenbezirken).
- Die Blutgefäßwände (Basalmembran) sind durch den erhöhten Blutzucker verdickt.
- Auch die vegetativen Nerven sind beteiligt (stummer Herzinfarkt!); die Schmerzleitung ist oft aufgehoben.
- Diabetiker, die einen Herzinfarkt haben, sterben öfter – vor der Aufnahme, im Krankenhaus und auch danach.
- Die Gefahr für Herzrhythmusstörungen und für die Entstehung einer Herzschwäche (Herzinsuffizienz) ist erhöht.

Herz-Kreislauf-Erkrankung Diabetes?

Die Arteriosklerose, also die Arterienverkalkung eines Diabetikers ist nicht anders als die eines Nicht-Diabetikers. Aber sie schreitet extrem viel schneller voran und sie betrifft in der Regel mehrere Gefäßgebiete gleichzeitig.

Etwa 35 000 von jährlich etwa 200 000 tödlichen Herzinfarkten treffen Diabetiker, etwa 44 000 Diabetiker erleiden einen Schlaganfall. Nach einer amerikanischen Studie von Haffner (San Antonio/Texas, New England Journal of Medicine 229/1998, III/2) ist das Risiko für einen Diabetiker ohne bekannte Herzerkrankung, innerhalb von sieben Jahren einen Herzinfarkt zu erleiden, genauso hoch wie für einen Nicht-Diabetiker, der schon einen Herzinfarkt hatte. Während Männer mit Diabetes nur eine erhöhte Infarktsterblichkeit um das

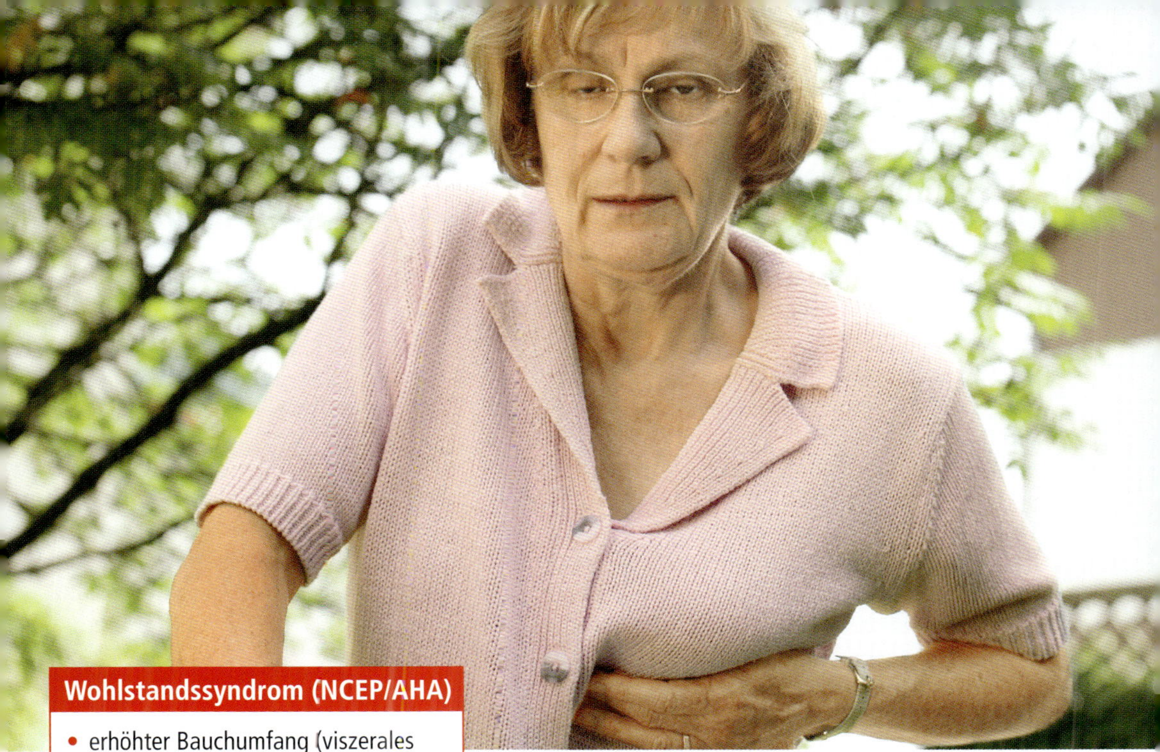

Wohlstandssyndrom (NCEP/AHA)

- erhöhter Bauchumfang (viszerales Fett) (Männer 102 cm oder mehr, Frauen 88 cm oder mehr)
- Blutdruck über 130/85 mmHg
- Nüchternblutzucker über 100 mg/dl
- Fettstoffwechselstörungen:
  - Triglyceride über 150 mg/dl (1,7 mmol/l)
  - HDL: Männer unter 40 mg/dl (1 mmol/l), Frauen unter 50 mg/dl (1,3 mmol/l)
- von einem Wohlstandssyndrom/Metabolischen Syndrom spricht man, sobald 3 der 5 Kriterien zutreffen.

Entsprechend der Klassifikation der AHA (American Heart Association), siehe auch Kapitel 1.

1,5- bis 2,5-fache im Vergleich zu Nicht-Diabetikern aufweisen, steigt die Infarktsterblichkeit bei Frauen mit Diabetes sogar um das 4-fache. Die Herzinfarkthäufigkeit ist bei diabetischen Frauen sogar 8-fach höher als bei diabetischen Männern! Darüber hinaus verlaufen viele Herzinfarkte, man schätzt bis zu 40 %, aufgrund einer Nervenschädigung des „Eingeweide-Nervensystems“ (autonome Neuropathie) stumm, das heißt die Patienten merken nicht einmal, dass sie einen Herzinfarkt durchgemacht haben. Wenn sie ihn überleben, haben sie Glück gehabt! Da sie häufig keine Schmerzen angeben (ähnlich den fehlenden Beschwerden an den Beinen trotz arterieller Durchblutungsstörungen; „Schaufensterkrankheit“), ist eine rechtzeitige Diagnose mit entsprechend konsequenter Therapie für diese Menschen absolut überlebensnotwendig.

Herzinfarkt! Diabetikerinnen haben häufiger einen Infarkt als Männer mit Diabetes.

Hohes kardiovaskuläres Risiko schon während des Prädiabetes – warum?

Schon während der Zeit des Prädiabetes, einer Vorstufe des Typ-2-Diabetes, ist das kardiovaskuläre Risiko für Herzinfarkt und Schlaganfall groß. Warum? Der Typ-2-Diabetes entwickelt sich meist aus dem, was wir Metabolisches Syndrom oder Wohlstandssyndrom nennen. Es ist durch Faktoren gekennzeichnet, die im Kasten auf Seite 14 aufgeführt sind.

Insbesondere Patienten mit einer androiden Fettverteilung – einem „Bierbauch" – haben ein ganz besonders hohes Risiko für Herz-Kreislauf-Erkrankungen. Es kommt also nicht nur auf das Übergewicht als solches an, sondern insbesondere auf die Fettverteilung am Körper und damit auf den Bauchumfang! Wir müssen heute davon ausgehen, dass der Typ-2-Diabetes in der Regel immer noch etwa 5 bis 10 Jahre zu spät entdeckt wird. Gerade in diesen Jahren entstehen durch die zuvor genannten Risikofaktoren – oft ergänzt durch Rauchen – die ersten Schäden am Gefäßsystem, insbesondere am Herzen, den hirnversorgenden Arterien, den Nierenarterien und den Bein-Becken-Arterien.

Bierbauch
Einige Forscher glauben, dass sich das Fett aufgrund einer genetischen Veranlagung am Bauch ansammelt.

Das Risiko vermindern durch ...

- wenige Kilo Gewichtsreduktion
- konsequente Senkung des Blutdrucks
- rechtzeitige Behandlung von Fettstoffwechselstörungen
- Einstellen des Rauchens
- regelmäßige Einnahme eines Blutplättchenhemmers, z. B. Aspirin® 100

Vom gesunden Gefäß zum kompletten Verschluss

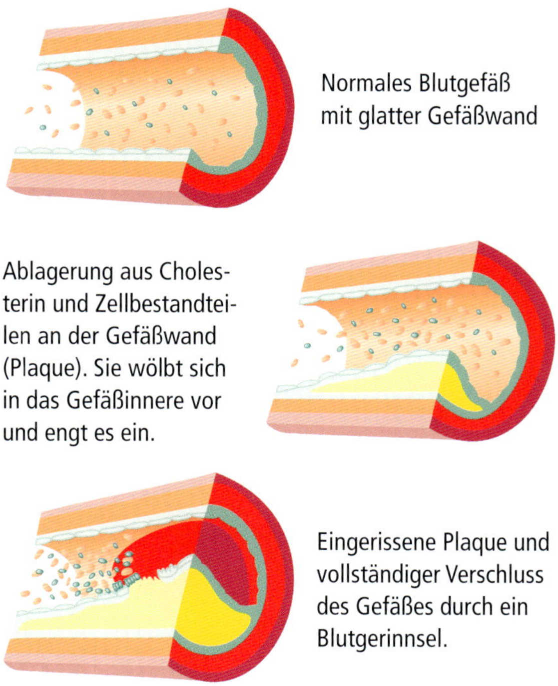

Normales Blutgefäß mit glatter Gefäßwand

Ablagerung aus Cholesterin und Zellbestandteilen an der Gefäßwand (Plaque). Sie wölbt sich in das Gefäßinnere vor und engt es ein.

Eingerissene Plaque und vollständiger Verschluss des Gefäßes durch ein Blutgerinnsel.

Illustration: DAK

Früher vorbeugen

Vorbeugende Maßnahmen müssten also viel früher einsetzen. Durch einfache Maßnahmen lässt sich das Risiko für Herzinfarkt und Schlaganfall schon deutlich reduzieren (siehe Maßnahmen-Kasten oben).

Da wir alle älter werden als die Menschen früher, nimmt auch die Wahrscheinlichkeit zu, dass kardiovaskuläre Komplikationen auftreten. Nur durch eine rechtzeitige konsequente Behandlung aller Risikofaktoren kann auch bei Diabetikern ein vorzeitiger Tod durch einen Herzinfarkt oder Schlaganfall verhindert werden. Eine moderne Diabetestherapie, die diesen Namen auch verdient, besteht daher sowohl in einer möglichst normnahen Senkung der Blutzuckerwerte als auch in der konsequenten Behandlung der angesprochenen Risikofaktoren, die häufig schon Jahre vor Bekanntwerden des Diabetes diagnostiziert werden könnten. Dafür müssen nicht nur diabetologisch, sondern auch kardiologisch und angiologisch qualifizierte Ärzte konsequent zusammenarbeiten.

Die wichtigste Erstmaßnahme ist, das eigene Gefäßrisiko zu bestimmen, und zwar durch eine Bestandsaufnahme von

- Bewegungsverhalten
- Essverhalten und
- Verhalten gegenüber sogenannten „Genussgiften“ wie Rauchen und Alkohol.

Fazit

Die Einschätzung des individuellen Gefäßrisikos sollte so früh wie möglich nach Entdeckung des Diabetes erfolgen, möglichst schon in der Phase des Prädiabetes. Sind bereits ausgeprägte arteriosklerotische Veränderungen am Blutgefäßsystem des Herzens, aber auch des Gehirns, der Niere und der Beine nachweisbar, so kann man nur durch eine konsequente Behandlung versuchen, diese Veränderungen aufzuhalten. Man kann durch eine konsequente Therapie sogar erreichen, dass sich die arteriosklerotischen Veränderungen an den Gefäßwänden in geringem Maße zurückbilden. Ihr Hausarzt und Ihr Diabetologe sind dafür die ersten Ansprechpartner. Weitere Fachärzte (Augenarzt, Angiologe, Kardiologe etc.) einzubeziehen sollte bei entsprechenden Befunden selbstverständlich sein!

Günstige Bedingungen für eine erfolgreiche Prävention

- Richtige Einschätzung des individuellen Gefäßrisikos (Faktoren: Rauchen, Bewegung, Ernährung, Familiengeschichte)!
- Untersuchung der gefährdeten Organe und Arterien mit nicht eingreifenden Verfahren (z. B. Pulsstatus, Dopplerindex (ABI), Duplexsonografie, Echokardiografie, Belastungstests/-EKG, Belastungsechokardiografie)!
- Körpergewicht: Zielgewicht festlegen, individuelle Ernährungsempfehlung befolgen (mehr Salat, Obst, Gemüse)!
- Blutfettwerte überprüfen (LDL-/HDL-Cholesterin)!
- Blutdruck prüfen (unter 130/80 mmHg)!
- Blutzuckereinstellung überprüfen (Messung von HbA_{1c}-Wert, Blutzucker nüchtern und 2 Stunden nach dem Frühstück)!
- Regelmäßige Nierenfunktion prüfen (Kreatinin im Blut, Eiweiß im Urin)!
- Regelmäßig körperliche Bewegung, die nicht erschöpft!
- „Blutplättchenhemmer“ vorbeugend schon vor einem Erstinfarkt einnehmen!
- Falls erforderlich frühzeitig Medikamente mit gesicherter, das Herz schützender Wirkung einsetzen (z. B. ASS, ACE-Hemmer, AT_2-Blocker, Betablocker, Statine)!

Periphere arterielle Verschlusskrankheit (pAVK)

„Schaufensterkrankheit" richtig einschätzen

Bei der peripheren arteriellen Verschlusskrankheit (pAVK) sind die Arterien verengt.

Seit Monaten schon liegt Frau Meier ihrem Mann Peter in den Ohren, zum Hausarzt zu gehen: Schon nach 300 bis 400 Metern Wegstrecke zum Einkaufsladen um die Ecke klagt er über Schmerzen und Krämpfe in den Waden, die erst dann wieder aufhören, wenn er eine Weile stehen bleibt.

Da er außerdem stark raucht, seit 10 Jahren Diabetes Typ 2 und darüber hinaus hohe Blutfettwerte und Bluthochdruck hat, macht sich Frau Meier ernsthafte Gedanken um die Gesundheit ihres Mannes.

Peter Meier hat die periphere arterielle Verschlusskrankheit (pAVK). Das ist eine arteriosklerotische Erkrankung: Die Arterien sind durch Ablagerungen verengt; man sagt auch, sie sind verkalkt. Dadurch kann das Blut nicht mehr ungehindert fließen. Die Arterien können sich sogar verschließen; es kann zu Schlaganfall, Herzinfarkt oder eben pAVK kommen. Die pAVK wird auch oft „Schaufensterkrankheit" genannt, weil die Betroffenen oft so tun, als würden sie die Auslagen im Schaufenster betrachten – dabei zwingen sie Schmerzen in den Beinen, stehen zu bleiben.

In über 90 % aller Fälle sind die Hauptschlagader bzw. die Becken- und Beinarterien betroffen – mit der Gefahr arterieller Embolien (Verschlüsse) durch Blutgerinnsel. Eine Engstellung der Hauptschlagader oder der Beckenarterien führt häufig zu Schmerzen im Gesäß, im Kreuzbein oder im Oberschenkelbereich. Wadenkrämpfe deuten eher auf eine Durchblutungsstörung der Oberschenkelarterien bzw. der Kniekehlenarterien hin. Taubheitsgefühle in den Fußsohlen werden in der Regel durch Durchblutungsstörungen der (drei) Unterschenkelarterien verursacht – wo unter körperlicher Belastung zu wenig Blut (und damit Sauerstoff) hinkommt, schmerzt es im Muskel!

Typische Beschwerden bei einer pAVK

Typische Beschwerden bei vorübergehender Durchblutungsstörung der Beine mit Sauerstoffmangel:
Schmerzen, Krämpfe, Taubheitsgefühl, Ermüdung der Muskulatur an Waden, Oberschenkeln oder Gesäß. Verschlimmerung der Beschwerden durch körperliche Belastung und Besserung in Ruhe.

Typische Beschwerden für drohende Amputation:
Schmerzen treten bereits in Ruhe auf, Unterschenkelgeschwüre oder abgestorbenes, nekrotisches (schwarzes) Gewebe sind bereits vorhanden.

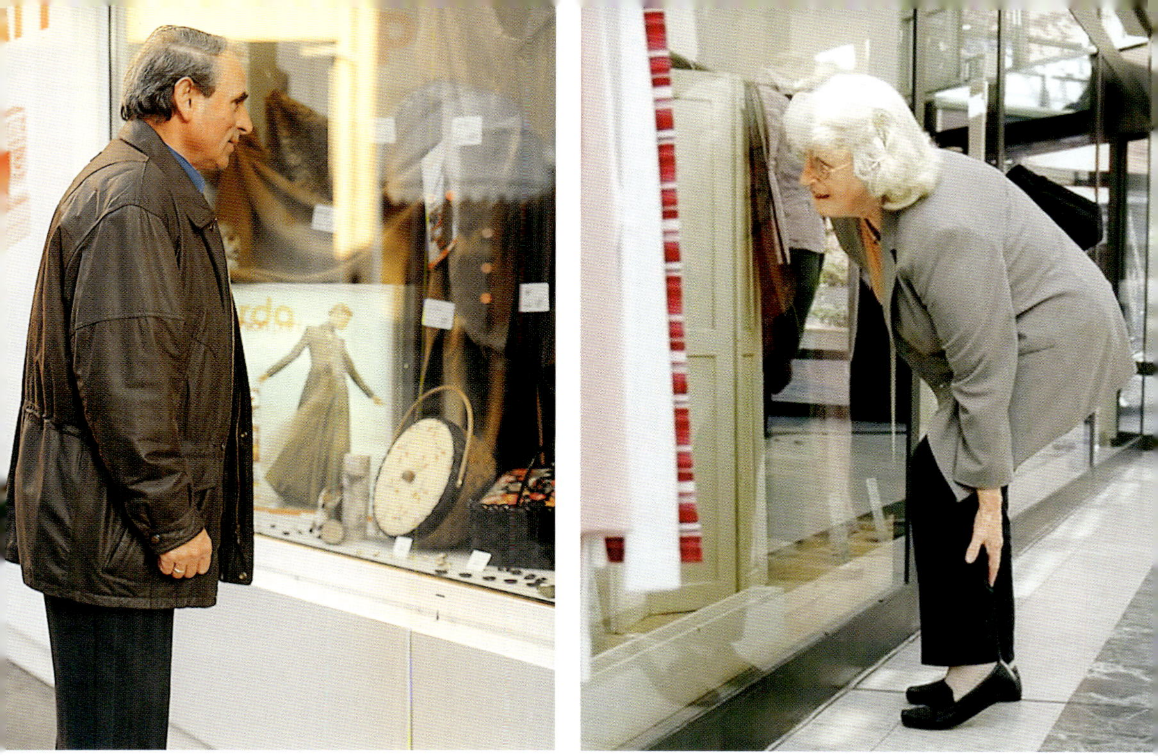

Wer die „Schaufensterkrankheit" hat, bleibt häufig stehen, damit die Schmerzen aufhören.

pAVK erhöht die Risiken

Die pAVK ist ein zuverlässiges Warnsignal – für ein hohes Risiko für eine lebensbedrohliche Erkrankung im Bereich des Herzens und der Gehirnarterien. Ein 65-jähriger Diabetiker hat sowieso schon ein doppelt so hohes Sterberisiko wie ein gleichaltriger Nicht-Diabetiker. Hat er zudem eine nachgewiesene periphere arterielle Verschlusskrankheit der Beine (also die „Schaufensterkrankheit"), steigt sein Risiko im Vergleich zu einem Diabetiker ohne pAVK sogar um das Dreifache – nach aktuellen Studien (getABI-Studie, 2001 – 2005) sogar um das Fünffache im Vergleich zu einem Menschen, der weder Diabetes noch eine pAVK hat (G. Tepohl et al., CardioVasc 2003/7).

Die Arteriosklerose findet sich bei Diabetikern besonders häufig in Arterien des Unterschenkels und der Füße. Auch die große Oberschenkelarterie kann betroffen sein; darauf deuten Schmerzen im Hüftbereich hin.

Arteriosklerose früh entdecken!

Bestehen gleichzeitig zur pAVK Nervenschäden an den Füßen (Neuropathie), können die klassischen Schmerzen der Durchblutungsstörung maskiert sein, weil die geschädigten Nerven Schmerzen nicht mehr wahrnehmen können. Für Diabetiker mit Durchblutungsstörungen besteht daher die Gefahr, dass diese nicht rechtzeitig entdeckt werden – dies umso mehr, da insgesamt nur einer von 10 Patienten mit Durchblutungsstörungen die klassischen Beschwerden einer „Schaufensterkrankheit" aufweist! Die arteriosklerotischen Veränderungen beginnen bereits viele Jahre, bevor Beschwerden auftreten – gerade bei Menschen mit Typ-2-Diabetes, die gleich-

Arterien
sind Adern, die sauerstoffreiches Blut zu den Organen transportieren. Bei der ***Arteriosklerose*** *entstehen Ablagerungen an der Gefäßinnenwand (Endothel).*

zeitig Fettstoffwechselstörungen sowie Bluthochdruck haben. Nur durch eine rechtzeitige Diagnose können daher insbesondere Herzinfarkt, Schlaganfall oder auch eine Amputation vermieden werden.

Diagnose durch den Arzt

Für die Beurteilung der Durchblutungsstörung hat sich für Ärzte die Stadieneinteilung nach Fontaine bewährt (siehe Kasten unten).

Ultraschall-Doppler-Untersuchung *Damit wird die Strömungsgeschwindigkeit des Blutes gemessen – schmerzfrei und unblutig.*

Üblicherweise fragt deshalb der Arzt einen Patienten bei Verdacht auf Durchblutungsstörungen der Beine, wie weit er noch gehen kann. Da Diabetiker (insbesondere Langzeitdiabetiker) manchmal schon Nervenschäden an den Beinen haben, sind die Angaben dazu nicht sicher verwertbar. In diesem Fall sind sowohl eine ausführliche klinische Untersuchung als auch eine Doppler- und Duplexuntersuchung mittels Ultraschall durch den Arzt erforderlich. Das Befragen des Patienten, das Betasten der Füße, das Fühlen der Pulse und das Abhören der Blutgefäße mit dem Stethoskop sind die wichtigsten Maßnahmen, um einen ersten Gesamteindruck zu bekommen. Zusätzlich erlaubt dann ein Blutdruckvergleich zwischen Unterschenkel und Arm mittels Ultraschall (Doppler-Druck-Messung), abzuschätzen, wie schwer die Erkrankung ist. Den Wert, der bei dieser Untersuchung ermittelt wird, nennt man ABI (engl.: Ankle-Brachial-Index, zu Deutsch: Knöchel-Arm-Index).

Stadieneinteilung nach Fontaine

Stadium I: keine Beschwerden bzw. uncharakteristische Missempfindungen

Stadium II: Beschwerden beim Gehen von einer Strecke über 200 m (Stadium II a) bzw. Schmerzen, Beschwerden schon bei einer Strecke unter 200 m (Stadium II b)

Stadium III: Schmerzen bereits im Ruhezustand

Stadium IV: Teil des Gewebes bereits abgestorben (Nekrose)

Wichtige Risikofaktoren für pAVK

- Rauchen
- hohe Blutfette (Cholesterin/LDL)
- hoher Blutdruck (über 130/85 mmHg)
- Diabetes (schlecht eingestellter Blutzucker)
- zu viel Alkohol

Wie misst man den Knöchel-Arm-Index (ABI)?

Der ABI ergibt sich, indem man den systolischen Blutdruck am Knöchel durch den systolischen Blutdruck am Arm teilt:

$$\text{ABI} = \frac{\text{Systolischer Blutdruck am Knöchel}}{\text{Systolischer Blutdruck am Arm}}$$

Normalerweise ist der Blutdruck an den Fußarterien deutlich höher oder gleich hoch wie an den Armarterien; der ABI ist dann größer als 1,0. Der Blutdruck an den Armarterien kann mittels einer einfachen Doppler-Druck-Messung (Ultraschall) bestimmt werden.

Falsch hohe Werte finden sich in der Regel nur bei der „Mediasklerose", einer Verkalkung der Muskelschicht der Arterien, wie sie häufig bei Diabetikern vorkommt. Die Arterie lässt sich dann durch die Blutdruckmanschette nicht mehr zusammendrücken, und bei der Messung tritt so ein falsch zu hoher Druck auf. Da die Doppler-Druck-Messung in diesem Fall nicht geeignet ist, eine Aussage über eine gute oder schlechte Durchblutung zu machen, müssen weitergehende Untersuchungen wie Duplex- bzw. Farbduplex-Sonografie (Ultraschall) folgen, ggf. kommen auch Röntgen-Kontrastmitteluntersuchungen in Frage (siehe auch Kasten rechts).

Behandlung der pAVK

Das vorrangige Therapieziel bei der Behandlung der pAVK insbesondere bei Menschen mit Diabetes ist es, zu verhindern, dass die Krankheit fortschreitet in Richtung Herzinfarkt, Schlaganfall und Amputation. Zu Beginn der Erkrankung können z. B. diese Maßnahmen die Beschwerden und auch den Gesamtbefund bessern:

- regelmäßiges und systematisches Gehtraining,
- sofort mit dem Rauchen aufhören,
- optimale Blutdruck- und Blutzuckereinstellung,
- Verordnung z. B. von Blutplättchenhemmern (Thrombozytenaggregationshemmer wie Aspirin® oder Clopidogrel).

Auch CSE-Hemmer – Medikamente, die die Cholesterinherstellung in der Leber hemmen – scheinen den Verlauf der peripheren arteriellen Verschlusskrankheit positiv zu beeinflussen. Inwieweit andere Mittel wie z. B. Dusodril® forte (Wirkstoff: Naftidrofuryl) eine Verbesserung der Durchblutung bewirken können, wird kontrovers diskutiert. Zwar sind chirurgische Interventionen oder der Einsatz der Kathetertechnik, gegebenenfalls mit Einsetzen eines Stents (PTCA = Perkutane transluminare Angioplastie), sowie Bypass-Operationen in der Regel höheren Fontaine-Stadien vorbehalten, in denen die Arterien noch schlechter durchblutet werden. Diese Maßnahmen können jedoch gerade Diabetikern oft helfen, eine Amputation zu verhindern und die Durchblutung des Beines zu verbessern, wenn sie frühzeitig eingesetzt werden.

Risiko minimieren und managen

- Rauchen aufgeben
- Gewicht normalisieren
- Gesamtcholesterin senken: unter 175 mg/dl (4,5 mmol/l)
- LDL-Cholesterin senken: unter 100 mg/dl (2,6 mmol/l)
- HbA_{1c}-Wert senken: unter 7,0 %
- Blutdruck senken: unter 140/90 mmHg; Diabetiker: unter 130/80 mmHg
- Hemmung der Blutplättchenfunktion

Über 50? Doppler-Druckmessung empfohlen!

Bereits seit 2003 empfiehlt die US-amerikanische Diabetesgesellschaft (ADA) bei Diabetikern über dem 50. Lebensjahr, die Durchblutung der Beine mittels Ultraschall-Doppler-Druckmessung (ABI) zu messen, um rechtzeitig eine entsprechende Therapie einleiten zu können.

Fazit

Da insbesondere die Kombination Diabetes und pAVK ein extrem hohes Risiko für Herzinfarkt und Schlaganfall birgt – nicht nur für eine Amputation! –, sollten rechtzeitig eine gezielte Diagnostik und Therapie eingeleitet werden.
Sprechen Sie daher bei entsprechenden Beschwerden mit Ihrem Hausarzt, Ihrem Diabetologen und gegebenenfalls auch mit einem Facharzt für Gefäßkrankheiten (Angiologe).

Blutplättchenhemmer
oder: Thrombozyten-Aggregationshemmer sind Medikamente, die verhindern, dass Blutplättchen verklumpen.

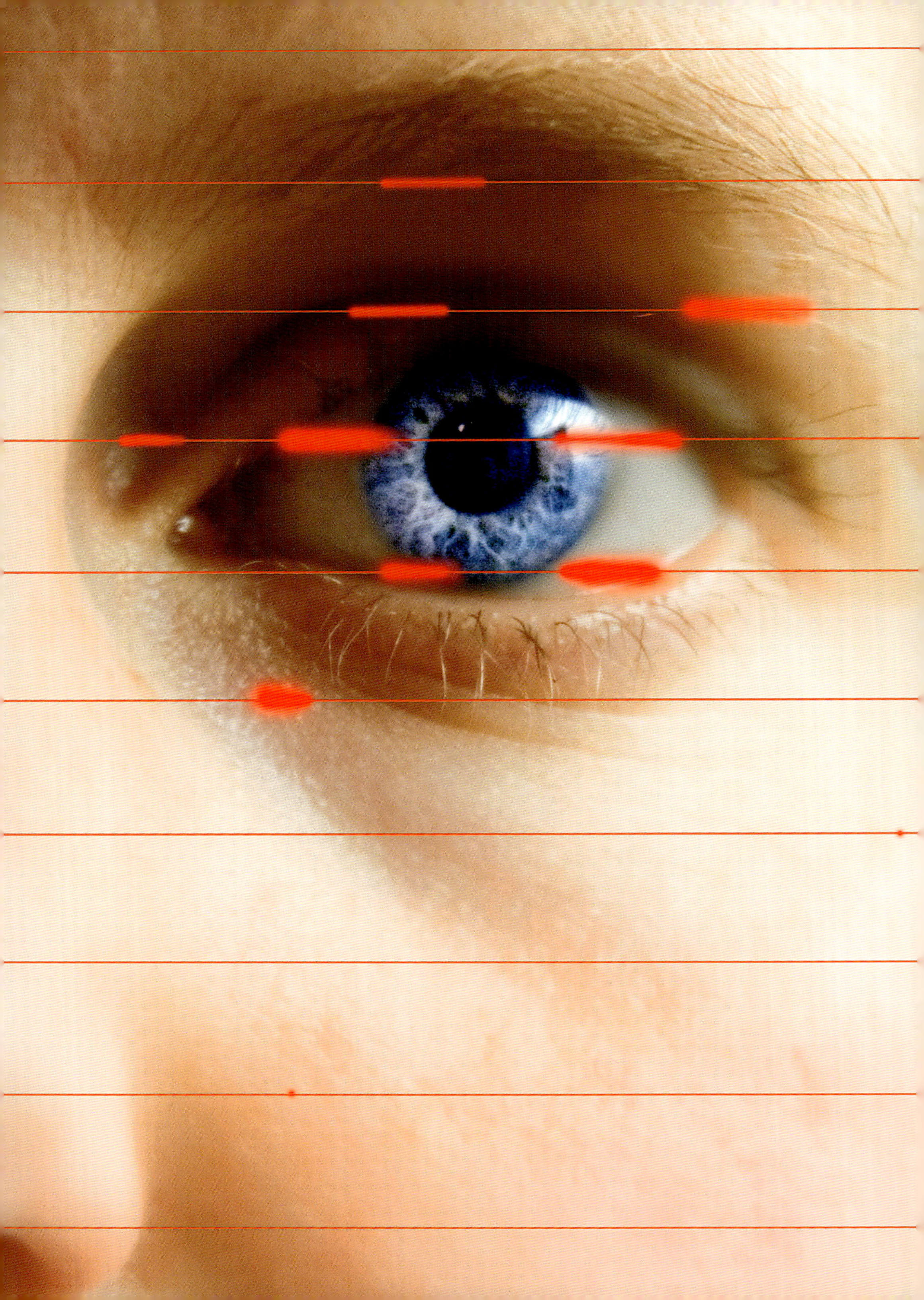

Folgeschäden an den kleinen Gefäßen

Folgeschäden an den kleinen Gefäßen durch den Diabetes nennt man auch Mikroangiopathie. Betroffen sein können die **Nieren** (Nephropathie), die **Netzhaut des Auges** (Retinopathie) und die kleinen Gefäße an den **Nerven** (Neuropathie), z. B. der Füße (periphere Neuropathie) oder des Magens (autonome Neuropathie). Immer sind es dauerhaft zu hohe Blutzuckerwerte, die die Gefäße schädigen. Um so wichtiger ist es, den Blutzucker gut einzustellen und Schäden früh zu erkennen.

Nierenschaden durch Diabetes

Was tun, wenn Eiweiß im Urin ist?

***Mit der Dialyse** wird das Blut gereinigt („Künstliche Niere"). Die Niere filtert Schadstoffe aus dem Blut, die über den Urin ausgeschieden werden.*

Nierenerkrankungen generell können sich durch unterschiedliche Beschwerden erstmalig zeigen, z. B. durch:

- Blut im Urin,
- Wasseransammlungen in den Beinen (Ödeme),
- Bluthochdruck.

Spuren von Eiweiß im Urin (Mikroalbuminurie) sind eines der ersten Anzeichen für einen beginnenden Nierenschaden (Nephropathie) bei Diabetes. Da die diabetische Nephropathie unbehandelt bis zum Nierenversagen (Niereninsuffizienz) führt, sind eine frühzeitige Diagnose und Therapie unbedingt erforderlich. Bei Menschen, die zur Dialyse (Blutwäsche) müssen, ist heute in mehr als 35 % der Fälle eine diabetische Nephropathie die Ursache. Die Zahl der Diabetiker, die jährlich neu dialysepflichtig werden, hat sich innerhalb von 10 Jahren verdreifacht. Insbesondere unter den jüngeren Typ-2-Diabetikern (bis 44 Jahre) ist die Zahl der Niereninsuffizienten drastisch angestiegen.

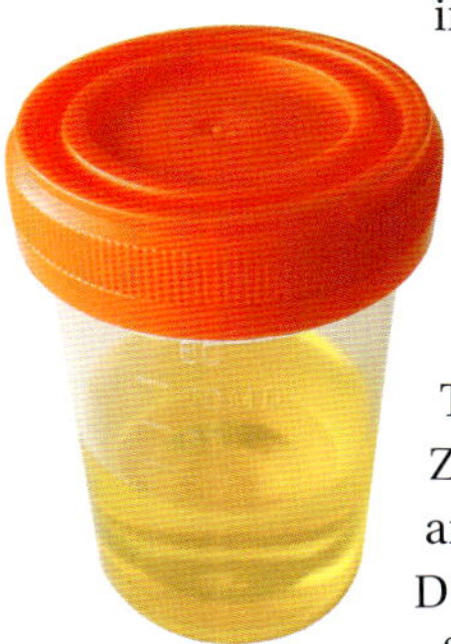

Eiweiß im Urin? Das weist auf einen beginnenden Nierenschaden hin.

Da auch die Sterblichkeit der dialysepflichtigen Diabetiker innerhalb von 2 Jahren mit 42 % fast doppelt so hoch ist wie bei Nicht-Diabetikern, ist eine frühzeitige Diagnose so entscheidend wichtig. Auch bei dialysepflichtigen Diabetikern sind Herz-Kreislauf-Erkrankungen die häufigste Todesursache (Gesundheitsbericht Diabetes 2008).

Die Stadien der diabetischen Nephropathie

Stadium 1

Sowohl bei Typ-1- als auch bei Typ-2-Diabetikern vergrößert sich zu Beginn eines diabetischen Nierenschadens zunächst die Niere. Sie funktioniert dadurch sogar besser, was die Patienten jedoch in der Regel nicht bemerken. In diesem ersten Stadium findet man kleine Spuren von Eiweiß im Urin (Mikroalbuminurie). Albumin ist ein kleiner Eiweißkörper, der sich normalerweise nur im Blut befindet und lediglich in bestimmten Lebenssituationen im Urin gefunden werden kann (Fieber, starke körperliche Anstrengung, während der Schwangerschaft, nach einer Regelblutung).

Stadium 2

Im weiteren Verlauf des Nierenschadens kommt es zu einer Verdickung im Bereich der Nierenkörperchen, die man nur im Mikroskop sehen kann. Circa eine Million dieser Nierenkörperchen (Glomerula) hat jeder junge Mensch in

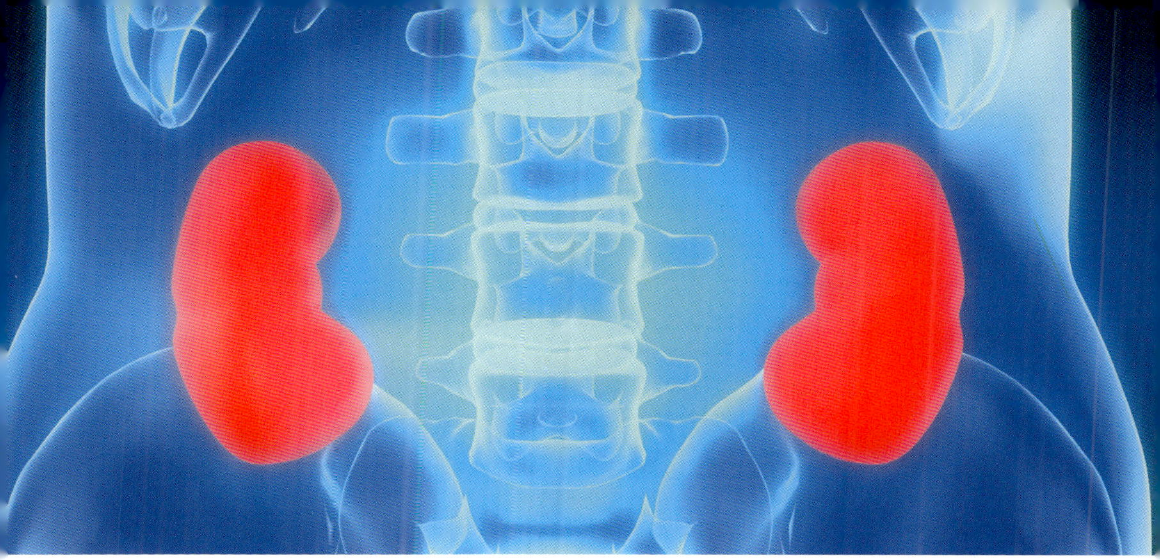

jeder Niere. Sie sind die eigentlichen Filter für schädliche Stoffe. Mit zunehmendem Alter sinkt ihre Zahl, und sie können durch den Diabetes direkt geschädigt werden – das ist Stadium 2 der diabetischen Nephropathie.

Stadien 3 und 4

Schließlich können in Stadium 3 des Nierenschadens die Filter der Niere Eiweiße nicht mehr zurückhalten. Sie gehen in den Urin über. In diesem Stadium 3 der beginnenden Nierenerkrankung finden sich etwa 30 – 300 mg/24 h Albumin im Urin. In Stadium 3 finden sich häufig erhöhte Blutdruckwerte als Zeichen einer beginnenden Nierenschädigung; bei anderen Patienten besteht der Bluthochdruck bereits seit Jahren und hat so zusätzlich die Niere geschädigt.

In diesem Stadium kann man jedoch die Niere durch eine optimale Blutzucker- und Blutdruckeinstellung schützen und so eine weitere Verschlechterung in Richtung chronisches Nierenversagen verhindern. Im weiteren Verlauf kommt es zu einem zunehmenden Eiweißverlust über die Niere (Makroalbuminurie), darüber hinaus zu Störungen des Salz- und Wasserhaushaltes des Körpers sowie einer zunehmenden Infektanfälligkeit (Stadium 4). Nimmt der Eiweißverlust über die Nieren weiter zu, kann es zu einem nephrotischen Syndrom kommen: Der Körper hat zu wenig Eiweiß, vor allem auch im Blut, so dass das Körperwasser nicht mehr gehalten werden kann. Dieses Wasser sammelt sich in den Beinen, im Liegen auch am Rücken (Ödeme). Der Grund: Eiweiß bindet Körperwasser!

Stadium 5

Im Stadium 5 versagen schließlich sämtliche Nierenfunktionen. Die Niere ist nun nicht mehr in der Lage, ausreichend Stoffwechsel-Endprodukte auszuscheiden, und es kommt zu einer Art Blutvergiftung, die nur durch die Dialyse oder die Transplantation einer Niere behandelt werden kann.

Inwieweit eine Niere noch ihrer Aufgabe als Entgiftungsorgan nachkommen kann und in der Lage ist, Giftstoffe aus dem Blut zu filtern, wird seit einigen Jahren nach einer neuen Klassifikation beurteilt. Damit wird vor allem die Filtrationsleistung der Niere (GFR = Glomeruläre Filtrationsrate) berücksichtigt. Danach ist die Stadieneinteilung der

Die Nieren liegen beiderseits der Wirbelsäule. Sie sind bohnenförmig und braunrot.

Aufgaben der Nieren *sind auch die Regulierung des Wasserhaushalts und die langfristige Regulierung des Blutdrucks.*

Nephropathie und Therapieschwerpunkte

Stadium	GFR	Behandlungsschwerpunkte
I	>90	Blutdruckkontrolle, Stoffwechselkontrolle, Lebensstil, Ernährung
II	>60–90	Reduktion der Eiweißausscheidung im Urin, Verbesserung der Fettwerte
III	30-59	Anämiebehandlung, Verbesserung des Salz- und Säurehaushaltes, Vitamin D-Mangel
IV	15–29	Vorbeugung der Fehl- und Mangelernährung, Behandlung der Herz- und Gefäßschäden, Aufklärung und Vorbereitung auf die Nierenersatztherapie (= Dialyse)
V	<15	Beginn der Nierenersatztherapie, Therapievorenthalt

GFR glomeruläre Filtrationsrate (ml/min/1,73m² Körperoberfläche)

diabetischen Nephropathie abhängig vom Ausmaß der Eiweißausscheidung, aber auch von der Einschränkung der Nierenfunktion selbst - danach richtet sich auch die empfohlene Therapie.

Der Test auf Mikroalbuminurie

Definition der Mikroalbuminurie: Morgenurin: Albuminkonzentration 20 - 200 mg/l oder Albuminausscheidungsraten von 30 - 300 mg/24 h bzw. 20 - 200 µg/min.

Sind zwei von drei Proben auf Mikroalbuminurie positiv, die im Abstand von zwei bis vier Wochen genommen wurden, besteht der Verdacht auf eine beginnende diabetische Nephropathie. Bei Harnwegsinfekt, Periodenblutung, Fieber sowie starker Entgleisung von Blutzucker und Blutdruck sollte der Screeningtest verschoben werden, da sonst falsch positive Ergebnisse auftreten können.

Wie oft und wann sollte auf Eiweiß im Urin getestet werden?

Menschen mit Typ-1-Diabetes sollten ab dem 5. Jahr nach Diagnosestellung mindestens einmal pro Jahr auf Mikroalbumine untersucht werden. Typ-2-Diabetiker sollten bei Diagnosestellung getestet werden, also gleich, wenn der Diabetes entdeckt wird. Denn beginnende Nierenschäden können schon jahrelang bestehen (z. B. durch den Bluthochdruck), weil der Diabetes mellitus Typ 2 eben oft erst spät entdeckt wird.

Bei Menschen mit Typ-2-Diabetes können der beginnende Nierenschaden und die Mikroalbuminurie auch andere Ursachen haben als eine diabetische Nephropathie, z. B. eine Arteriosklerose oder eine andere Form des arteriellen Bluthochdrucks. Denn bei übergewichtigen Typ-2-Diabetikern bestehen oft schon jahrelang Bluthochdruck, Fettstoffwechselstörungen und andere Begleiterkrankungen. Findet sich bereits zu Beginn der Typ-2-Diabeteserkrankung vermehrt Eiweiß im Urin, sollte man unbedingt zum Nephrologen gehen, einem Nieren-Facharzt, denn zu 10 bis 25 % kann eine nichtdiabetische Nierenerkrankung vorliegen, die eventuell anders und spezifisch behandelt werden muss.

Die Eiweißausscheidung im Urin ist auf jeden Fall ein eigenständiger Risikofaktor für die weitere Verschlechterung der Nierenfunktion und sollte deshalb so früh wie möglich entdeckt und entsprechend behandelt werden. Weitere Risikofaktoren beziehungsweise Faktoren, die den beginnenden Nierenschaden verschlechtern können, sind insbesondere:

- das männliche Geschlecht,
- familiäre Belastungen (bei der Entstehung von Diabetes und Nierenschäden spielt die Vererbung eine Rolle!),
- Rauchen,

- erhöhter Blutdruck,
- schlechte Blutzuckereinstellung.

Mikroalbuminurie vergrößert die Risiken

Bei nachgewiesener Eiweißausscheidung (Mikroalbuminurie) im Urin entwickeln etwa 80 % aller Typ-1- und bis zu 40 % der Typ-2-Diabetiker eine Makroalbuminurie und später auch eine Niereninsuffizienz, wenn sie nicht rechtzeitig entsprechend behandelt werden. Außerdem ist die Mikroalbuminurie ein zusätzlicher Risikofaktor für die Entstehung und das Fortschreiten von diabetischen Netzhautschäden wie auch des diabetischen Fußsyndroms, aber auch der makrovaskulären Komplikationen (Durchblutungsstörungen am Herzen, Schlaganfall und Durchblutungsstörungen der Beine (pAVK)).

Behandlung beginnender Nierenveränderungen

Die wichtigste Maßnahme bei beginnenden Nierenveränderungen ist die konsequente Behandlung des Bluthochdrucks (Hypertonie). Anzustreben sind Blutdruckwerte unter 130/85 mmHg. Ist die Nierenfunktion bereits eingeschränkt und findet man größere Mengen von Eiweiß im Urin (Proteinurie), dann sind sogar Werte unter 125/75 mmHg erstrebenswert. Zahlreiche Studien belegen, dass die Behandlung von Typ-1-Diabetikern mit ACE-Hemmern und die Behandlung von Typ-2-Diabetikern mit AT_2-Blockern in hoher Dosis Mittel der Wahl sind. So wird nicht nur der Blutdruck behandelt, sondern über die Blutdrucksenkung hinaus vermieden, dass die Eiweißausscheidung weiter fortschreitet und die Nierenfunktion immer schlechter wird, bis hin zum endgültigen Nierenversagen.

Nicht nur den Hochdruck behandeln

Diabetiker mit beginnendem Nierenschaden – egal, ob ihr Blutdruck zu hoch ist oder nicht – müssen ihre Nieren schützen. ACE-Hemmer und AT_2-Blocker senken die Eiweißausscheidung im Urin und damit das Risiko. Darüber hinaus sollten Raucher sofort mit dem Rauchen aufhören, denn das schädigt die Gefäße. In Frühstadien der Erkrankung scheint es auch sinnvoll zu sein, weniger Eiweiß mit der Nahrung aufzunehmen; damit ist heute gemeint, die Eiweißzufuhr zu normalisieren. Normal sind 0,8 Gramm pro Kilogramm Körpergewicht pro Tag. Außerdem sollte man eine optimale Blutzuckereinstellung anstreben, das Körpergewicht reduzieren – und dafür die Ernährung umstellen –, regelmäßig körperlich aktiv sein und versuchen, bei den Blutfetten normale Werte zu erreichen.

Fazit

Nur wenn die diabetische Nephropathie frühzeitig erkannt und der Bluthochdruck intensiv behandelt wird, besteht eine Chance, das Fortschreiten in Richtung Nierenversagen und das vorzeitige Sterben an Herz-Kreislauf-Erkrankungen zu reduzieren oder zu vermeiden. Lassen Sie sich daher regelmäßig beim Arzt untersuchen und seien Sie bei der Behandlung konsequent.

Wie oft zum Mikroalbuminurie-Test?

Typ-1-Diabetiker sollten ab dem 5. Jahr nach Diagnosestellung mindestens einmal pro Jahr auf Mikroalbumine untersucht werden. Typ-2-Diabetiker sollten gleich bei Diagnosestellung getestet werden.

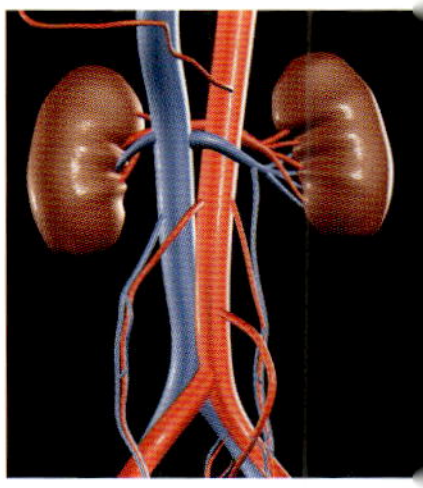

Die Nieren filtern Giftstoffe und Endprodukte des Stoffwechsels aus dem Blut.

Eiweiß in Lebensmitteln
Viel Eiweiß enthalten Fleisch, Käse/Milchprodukte, aber auch Linsen und Fisch.

Schäden an der Netzhaut durch Diabetes

Gute Einstellung für gutes Sehen

Die Vorstellung, einmal aufzuwachen und nicht mehr sehen zu können, ist, glaube ich, für alle Menschen schrecklich.

Leider sind Menschen mit Diabetes sehr viel stärker gefährdet, zu erblinden – und eine effektive Heilung diabetischer Netzhautschäden ist bis heute nicht möglich. Deshalb ist es am sichersten und dringlichsten, Schäden an der Netzhaut vorzubeugen.

__Netzhaut oder Retina__ besteht aus Nervengewebe. Sie wandelt Licht in Nervenimpulse um, verarbeitet sie und leitet sie weiter.

Es gibt auch in unserer Klinik immer wieder Patienten, die darüber klagen, dass sich ihr Sehvermögen deutlich verschlechtert hat, nachdem sie im Rahmen z. B. eines Herzinfarktes oder einer großen Gefäßoperation vorübergehend deutlich erhöhte Blutzuckerwerte hatten (oft über 200 – 250 mg/dl / 11 – 14 mmol/l). Dies hat mit einer Schädigung der Netzhaut meist nichts zu tun, sondern liegt daran, dass die Linse bei unterschiedlich hohen Blutzuckerwerten unterschiedlich viel Wasser enthält – und dadurch ändert sich die Brechkraft der Linse und das Sehvermögen kann beeinträchtigt werden. Darüber müssen Patienten unbedingt aufgeklärt werden, denn es ist oft unsinnig, in dieser Situation eine neue Brille anzupassen. Dies sollte erst nach circa 6 bis 8 Wochen geschehen, wenn die Blutzuckerwerte sich wieder stabilisiert haben.

Augenschäden durch zu hohen Blutzucker

Wenn das Sehvermögen sich verschlechtert, kann das verschiedene Gründe haben – z. B. den eben beschriebenen Grund oder auch den Grauen Star, auch Altersstar genannt, bei dem die Linse trüb wird und sich so ihre Brechkraft verschlechtert. Im Gegensatz dazu sind in der Regel jahrelang erhöhte Blutzuckerwerte der Grund für die diabetische

Empfehlungen zur Untersuchung des Augenhintergrundes

Typ-1-Diabetiker	Typ-2-Diabetiker
• bei Kindern ab dem 5. Erkrankungsjahr und/oder ab dem 11. Lebensjahr 1 x jährlich • bei Erwachsenen 1 x jährlich oder bei bereits bestehenden Augenveränderungen nach Maßgabe des Augenarztes	• bei Diagnosestellung sofort, danach 1 x jährlich oder bei bereits bestehenden Augenveränderungen nach Maßgabe des Augenarztes

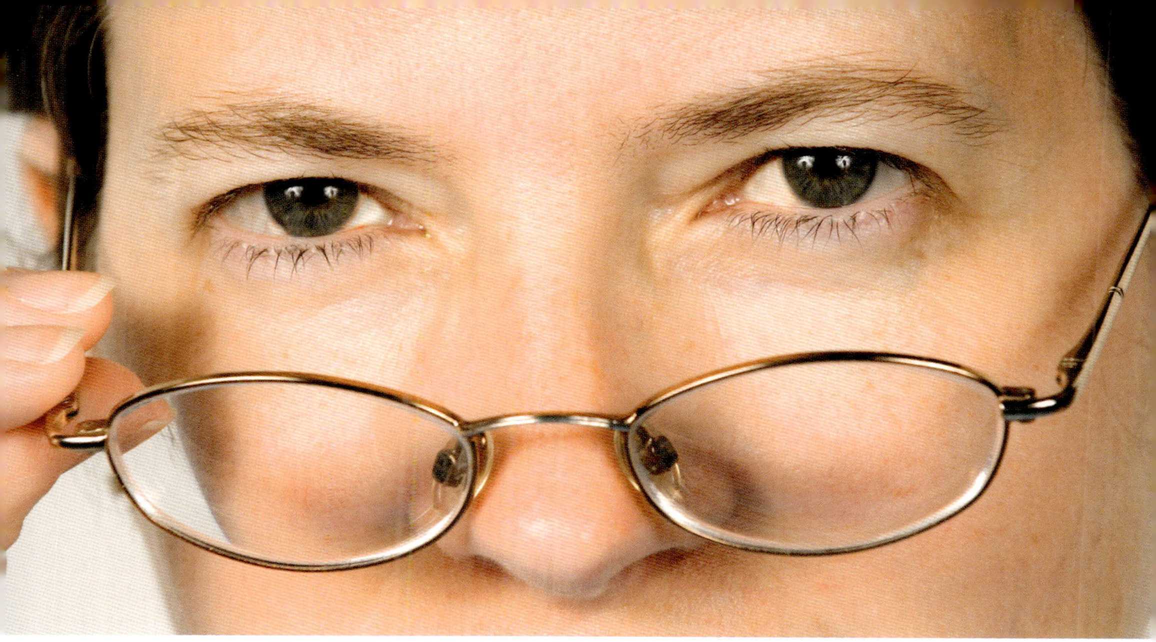

Retinopathie, eine Netzhauterkrankung, die sowohl bei Typ-1- als auch bei Typ-2-Diabetikern auftreten kann. Dauerhaft zu hohe Werte schädigen die kleinen Gefäße der Netzhaut. Die diabetische Retinopathie ist die häufigste Form der Schädigung der kleinen Blutgefäße beim Diabetes mellitus und eine Form der diabetischen Mikroangiopathie. Bei Menschen im Alter zwischen 25 und 65 Jahren ist die diabetische Retinopathie die häufigste Erblindungsursache in den westlichen Industrienationen. Nach etwa 20-jähriger Diabetesdauer haben schätzungsweise 80 bis 95 % aller Patienten mit Diabetes Typ 1 und etwa 60 bis 80 % aller Patienten mit Diabetes Typ 2 Netzhautschäden aufgrund des Diabetes (Hammes, 2004).

Menschen mit Typ-1-Diabetes erblinden vorwiegend durch die „proliferative diabetische Retinopathie“, dabei werden in der Netzhaut Gefäße neu gebildet.

Die Augen von Menschen mit Typ-2-Diabetes sind hingegen hauptsächlich durch die „diabetische Makulopathie“ bedroht; das ist eine Erkrankung, von der die Stelle des schärfsten Sehens, die Makula lutea (Gelber Fleck), betroffen ist.

Die Ursache für den diabetischen Netzhautschaden

Zeitweise oder auch ständig erhöhter Blutzucker schädigt insbesondere Zellen, die für die Zuckeraufnahme kein Insulin benötigen, so wie die Endothelzellen, die die Blutgefäße der Netzhaut wie eine Tapete auskleiden. Mit zunehmender Schädigung sterben diese Endothelzellen schließlich ab und werden durch neue ersetzt. Bei der „Reparatur“ kommt es leider oft zu Fehlern: Die feinen Blutgefäße (Kapillaren) verstopfen, so dass kein Blut mehr fließen kann. Oder die Zellwände werden für bestimmte Blutbestandteile durchlässig – dadurch wird die Netzhaut ebenfalls geschädigt. Erste Zeichen dafür, dass eine Netzhautschädigung vorliegt, sind „Mikroaneurysmen“, kleine Aussackungen an den Blutgefäßen, die bei der Untersuchung der Netzhaut durch den Augenarzt wie kleine Trauben erschei-

Es gibt viele Gründe für schlechtes Sehen. Für Diabetiker ist einer davon die diabetische Retinopathie.

Makula lutea oder Gelber Fleck *befindet sich in der Mitte der Netzhaut und ist der Bereich mit der größten Dichte von Sehzellen.*

So schützen Sie Ihre Augen

Die beste Prophylaxe für eine diabetische Netzhauterkrankung:

- normnahe Blutzuckereinstellung mit einem HbA_{1c}-Wert von möglichst unter 6 % (Typ-1-Diabetiker) bzw. 6,5 % (Typ-2-Diabetiker)
- optimale Blutdruckeinstellung (optimal heißt: Werte unter 130/85 mmHg)
- normale Blutfettwerte
- das Rauchen aufgeben

nen. Sind größere Gebiete der Netzhaut nicht mehr mit Blut und damit mit Sauerstoff versorgt, weil die Kapillaren verschlossen sind, versucht der Körper, den Sauerstoffmangel auszugleichen, indem er neue Blutgefäße bildet. Diese neuen Blutgefäße (Proliferationen) sind jedoch sehr brüchig, und es kann leicht zu Blutungen kommen. Darüber hinaus wachsen sie häufig in den Glaskörper ein, der die Netzhaut umgibt. Dort können sie ebenfalls ganz leicht Blutungen verursachen.

Dauerhaft zu hoher Blutzucker schädigt die kleinen Gefäße der Netzhaut. Der Körper versucht, diese Schäden zu reparieren – dabei kommt es zu Fehlern.

Eine besondere Gefahr entsteht dann, wenn eine Blutung, eine Durchblutungsstörung oder auch eine Ansammlung von Wasser (Ödem) an der Stelle des schärfsten Sehens (Makula lutea, Gelber Fleck) auftritt. An dieser Stelle gibt es kaum Blutgefäße, damit das Licht möglichst ungehindert auf die Netzhaut auftreffen kann. Wenn man sich z. B. irgendeinen Gegenstand etwas genauer ansieht oder einen Faden einfädelt, „sieht" man genau mit dieser Stelle. Der Körper versucht, diese Beeinträchtigungen der Makula lutea selbst zu „reparieren", aber häufig bilden sich dabei Narben und anschließend schrumpft dadurch die Netzhaut. Dadurch kann die Netzhaut ein- bzw. abreißen, und es besteht die Gefahr, zu erblinden.

Nach der Diagnose sofort zum Augenarzt

Bei Typ-1-Diabetikern entwickelt sich der fortschreitende Netzhautschaden mit Gefäßneubildung (proliferative Retinopathie) aus den eher harmloseren Formen (nichtproliferative Formen). Bei Menschen mit Typ-2-Diabetes dagegen ist die Netzhaut häufig schon geschädigt, wenn die Diagnose Diabetes gestellt wird, und der Schaden besteht oft in der für uns so wichtigen Makula-Region (Häufigkeit: 15 bis 39 %). Deshalb sollte man unbedingt nach der Diabetes-Diagnose sofort zum Augenarzt gehen, um eine Schädigung der Netzhaut auszuschließen. Bei Menschen mit Typ-2-Diabetes geht es insbesondere um den Ausschluss eines Schadens im Bereich des Gelben Flecks (Makula). Einen derartigen Schaden kann nur der Augenarzt ausschließen – mit einer zweidimensionalen binokularen

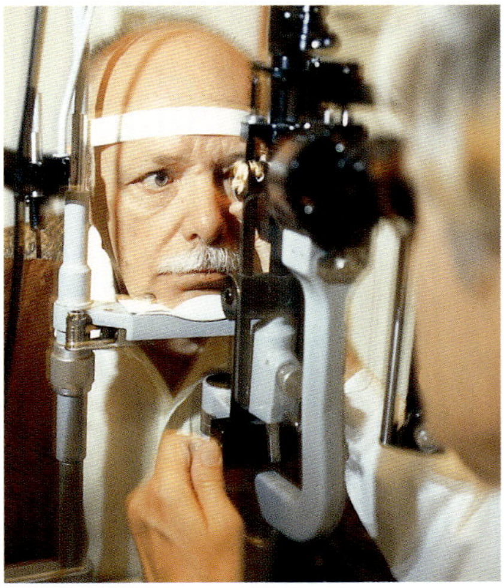

Untersucht der Augenarzt regelmäßig die Augen, können Schäden schnell erkannt werden.

Untersuchung des Augenhintergrundes mittels einer Spaltlampe.

Wie bemerkt man eine beginnende Netzhautschädigung?

Leider verlaufen die Frühformen eines Netzhautschadens, aber auch eine Schädigung des Gelben Flecks, oft ohne Symptome, also auch ohne Beschwerden. Frühzeichen sollten deshalb ernst genommen werden! Warnzeichen für beginnende Netzhautschäden sind:

- plötzliche Verschlechterung des Sehvermögens
- nicht oder schlecht korrigierbare Sehverschlechterungen

Weitere Risiken für die Netzhaut

- Bluthochdruck
- hormonelle Umstellungen (z. B. Pubertät und Schwangerschaft)
- zu schnelle Senkung bereits langfristig erhöhter Blutzuckerwerte in den Normbereich
- Fettstoffwechselstörungen
- Rauchen

Und wenn die Macula (der „gelbe Fleck“) betroffen ist:

- Schwierigkeiten beim Lesen bis hin zur völligen Unfähigkeit zu lesen!
- Störungen des Farb-Sinns
- „verschwommen“ Sehen
- Eine Art „Rußregen“ vor dem Auge (durch Einblutungen in den Glaskörper des Auges verursacht!).

Das ist einer der Gründe, warum eine regelmäßige Kontrolluntersuchung der Netzhaut (und natürlich auch der übrigen Augenabschnitte inklusive Augendruckmessung) beim Augenarzt selbstverständlich sein sollte.

Therapiemöglichkeiten

Die nach wie vor wichtigste Therapiemöglichkeit bei diabetischer Retinopathie/Makulopathie ist die Laserkoagulation. Dabei wird die Netzhaut mit einem hoch energetischen Lichtstrahl behandelt. Man kann auch eine Vitrektomie durchführen, bei der Glaskörperblutungen bzw. -neubildungen entfernt werden und versucht wird, die Netzhaut gegebenenfalls wieder anzulegen.

Fazit

Da man heute die diabetische Retinopathie noch nicht effektiv mit Medikamenten behandeln kann – verschiedene Verfahren/Medikamente werden gerade getestet –, ist es sehr wichtig, vorzubeugen und die Blutzuckereinstellung und den Blutdruck zu optimieren, eine Fettstoffwechselstörung zu behandeln und das Rauchen aufzugeben. Medizinisch absolut notwendig ist es, regelmäßig zum Augenarzt zu gehen.

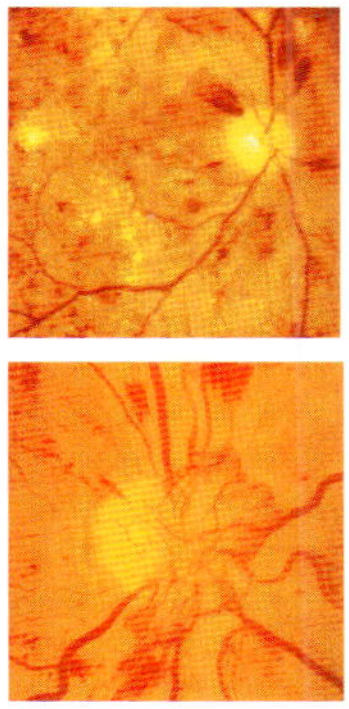

Netzhautzeichen bei Retinopathie: kleine Gefäßaussackungen (Mikroaneurismen) und kleine Fleckblutungen (oben), Gefäßneubildungen (Proliferationen) (unten).

Stadieneinteilung der Retinopathie

Nicht proliferative diabetische Retinopathie	• mild • mäßig • schwer
Proliferative diabetische Retinopathie	Papillenproliferation (Gefäßneubildungen), Blutungen
Diabetische Makulopathie	Makulaödem: Wasseransammlungen im Bereich der Makula lutea (Gelber Fleck) in verschiedenen Ausprägungen. Diagnose nur durch den Augenarzt möglich

Halten Sie sich an die Vorgaben im Diabetikerpass! Lassen Sie Ihre Augen regelmäßig untersuchen!

Wie Diabetes die Füße schädigt

Fußgeschwüre vermeiden – Amputation verhindern

AHB *bedeutet: Anschlussrehabilitation/Rehabilitationsmaßnahme direkt nach dem Krankenhaus in einer speziellen Klinik.*

Hans L. (56 J.) hatte bereits seit 6 Monaten eine kleine Wunde am Fußballen des rechten Fußes. Verschiedene Wundsalben und Puder hatten keine Besserung gebracht. Mit hohem Fieber und einer hochroten Schwellung des gesamten Fußes wurde er schließlich ins Krankenhaus eingewiesen.
Es folgten: 6 Wochen stationäre Behandlung, mehrere Operationen, bei denen Teile des Vorfußes entfernt wurden, und anschließend eine vierwöchige Behandlung in einer spezialisierten Reha-AHB-Klinik.
Während dieser Wochen bekam er einen Vorfußentlastungsschuh, die Wunde wurde täglich feucht behandelt, die Blutzuckereinstellung mit Insulin wurde optimiert und Herr L. zusätzlich geschult.

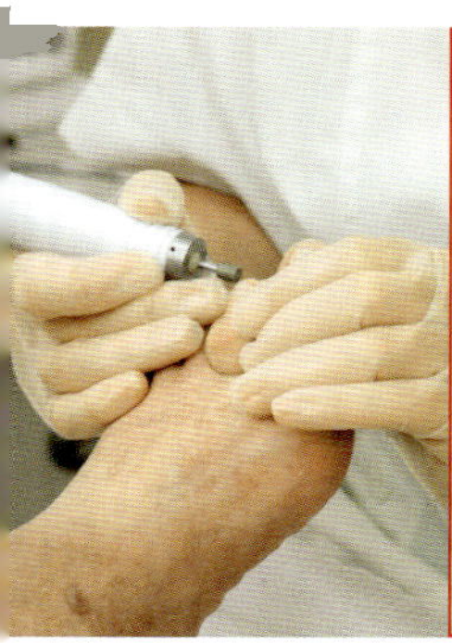

Fußpflege ist kein Luxus!

Die Verordnung medizinischer Fußpflege bei Diabetikern mit Neuropathie ist kein Luxus, sondern eine Sicherheitsmaßnahme, die oft eine Amputation vermeiden hilft – auch bei Patienten mit Sehproblemen oder z. B. einer Schüttellähmung (Parkinsonsche Krankheit) ist dies angeraten.

Das Bein als Ganzes konnte schließlich gerettet werden, jedoch waren inzwischen mehr als 3 Monate vergangen, in denen er nicht arbeiten konnte und ständig mit der Angst lebte, sein Bein zu verlieren.

Von einer kleinen Wunde zur Amputation

Tausende von Diabetikern werden in Deutschland jährlich wegen eines „diabetischen Ulcus" – also eines Geschwürs – behandelt. Mehr als 29 000 Menschen werden jährlich leider jedoch immer noch amputiert. Am Anfang stehen häufig vermeintlich harmlose Druckstellen am Fuß, vor allem im Vorfuß-Ballen-Bereich, an der Ferse oder auch der Oberseite der Zehenspitzen, wenn sogenannte „Hammerzehen" entstanden sind.
Kleine Verletzungen sind oft der unmittelbare Grund dafür! Kleine Wunden entstehen oft durch falsche Fußpflege, z. B. durch die Verwendung eines Hornhauthobels, durch Entfernen von

Merke:

Jede kleine Verletzung, die nicht sofort abheilt, dem Arzt zeigen und konsequent behandeln!

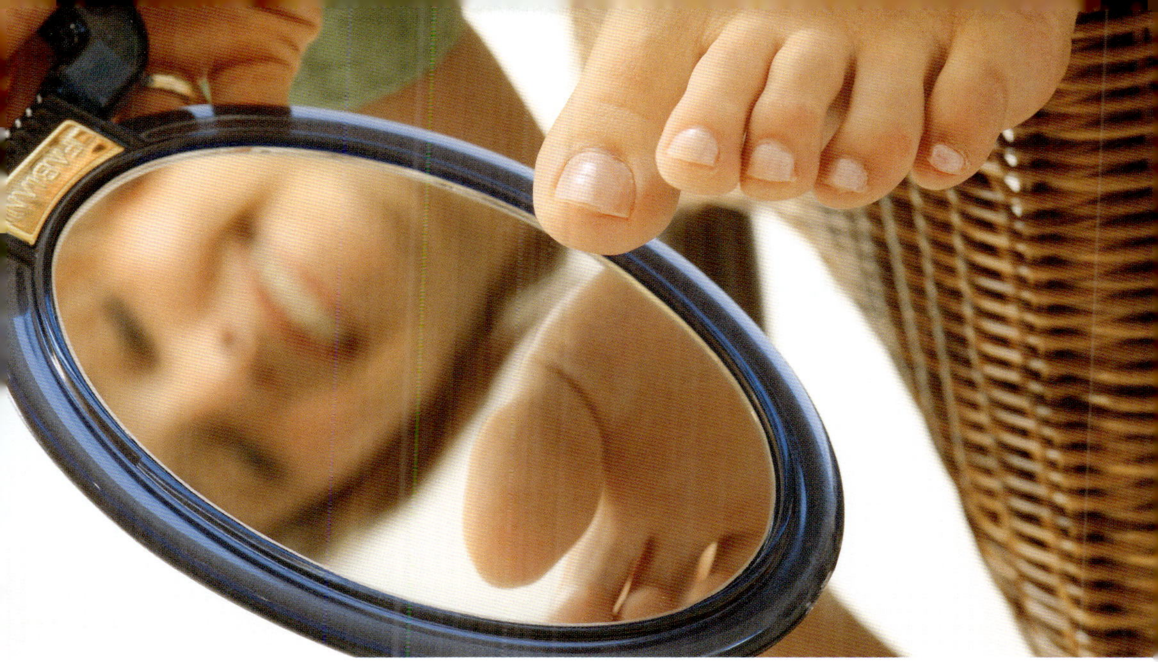

Schmutz unter den Fußnägeln mit einem scharfen Gegenstand anstatt mit einer Bürste usw. Die eigentliche Ursache für einen diabetischen Ulcus ist aber oft ein über Jahre schlecht eingestellter Diabetes mit beginnender Nervenschädigung (Neuropathie). Die Neuropathie hat zur Folge, dass die Betroffenen manchmal weder Schmerzen noch Druck, Wärme oder Kälte empfinden. Viele Patienten laufen oft über Jahre auf diesen Geschwüren herum – ohne ein wirkliches Krankheitsgefühl. Eine offene Wunde stellt jedoch immer eine permanente Infektionsgefahr dar!

Wird in dieser Phase der Fuß mit der Wunde nicht ruhig gestellt, gesäubert, richtig mit Antibiotika behandelt und steril abgedeckt, heilt die Wunde nicht ab. Es kann so zu einer Art Blutvergiftung mit Wundbrand (Gangrän) kommen und schließlich zur Amputation des Fußes, ja sogar des gesamten Beines. Besteht ursächlich eine Durchblutungsstörung der Beine („periphere arterielle Verschlusskrankheit", ab Seite 54), dann wird die Wunde nicht mehr richtig mit Blut versorgt und kann deshalb nicht abheilen. Bevor die Wunde behandelt wird, muss die Blutversorgung sichergestellt werden (z. B. indem der Betroffene mit dem Rauchen aufhört; evtl. ist eine Infusionsbehandlung und/oder Bypass-Operation nötig).

Die Füße sollten regelmäßig angeschaut werden. Ein Spiegel erleichtert den Blick auf die Fußsohle.

Füße immer wieder untersuchen

Ob ein Diabetiker eine Neuropathie hat und wie schwer sie ist, sollte der Arzt immer wieder überprüfen.

Eine einfache Untersuchung durch den Arzt enthält folgende Elemente:

- Befühlen der Haut (ist die Haut warm, kalt, trocken etc.?),
- Tasten der Fußpulse,
- Untersuchung der Nerven (mit Stimmgabel, tip therm®, Nadel),
- gegebenenfalls Doppler-Sonografie, mit der die Durchblutung des Fußes direkt gemessen werden kann.

Aber es ist auch angeraten, regelmäßig Blutzucker und HbA_{1c}-Wert zu kontrol-

Rydel-Seiffer-Stimmgabel
Medizinisches Instrument, mit dem man testet, inwieweit Nerven noch die Vibrationen der Stimmgabel wahrnehmen.

lieren, um die Blutzuckereinstellung zu optimieren – z. B. mit Hilfe des Gesundheits-Passes Diabetes.

Schon durch diese einfache Diagnostik und die richtige Einschätzung des Neuropathiegrades bzw. des Ausmaßes der Durchblutungsstörung könnten mit

Der Arzt sollte bei der Fußuntersuchung fühlen, ob der Fuß warm oder kalt ist.

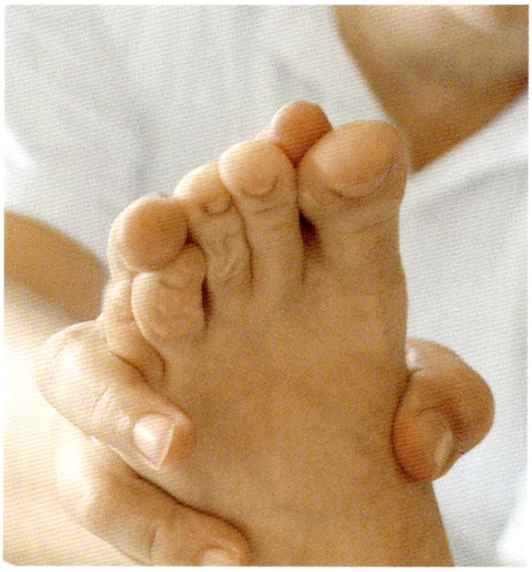

einer angemessenen Behandlung der Füße viele Amputationen vermieden werden.

Die richtige Fußpflege

Die Fußpflege gehört in die Hand eines Profis, insbesondere bei Patienten mit einer nachgewiesenen diabetischen Nervenschädigung. Legt man selbst Hand an, ist die Verletzungsgefahr zu groß! (Siehe Kasten auf der rechten Seite.) Haben Menschen mit Diabetes zusätzlich Probleme mit den Augen (Schäden an Netzhaut oder Hornhaut) oder fällt es ihnen schwer, mit ihren Händen sicher zu greifen und zu tasten (Neuropathie an den Händen), dann wird eine selbst durchgeführte Fußpflege erst recht zur Gefahr für den eigenen Fuß.

Einen Podologen ***in Ihrer Nähe*** *finden Sie z. B. im Internet – unter www.zfd.de oder unter www.verband-deutscher-podologen.de.*

Der Profi für Diabetikerfüße ist der medizinische Fußpfleger, besser noch der Podologe. Das ist ein medizinischer Fußpfleger mit einer speziellen Weiterbildung. Er kann nachweisen, dass er besondere Erfahrung mit diabetischen Füßen hat.

Sinnvolle Fußpflege-Maßnahmen

- Hornhaut entfernen Sie nach dem Duschen oder einem kurzen Bad am besten mit einem feuchten Bimsstein.
- Größere Schwielen lassen Sie von einem medizinischen Fußpfleger oder Podologen entfernen.
- Wenn Sie ein Fußbad nehmen wollen, gibt es zwei Grundsätze: Die Füße nur kurz baden und erst ins Wasser stellen, nachdem Sie die Temperatur mit einem Badethermometer kontrolliert haben. Die Wassertemperatur sollte unter 35° Celsius liegen. Wenn Sie mit Ihrem Finger die Temperatur „messen" und eine Neuropathie haben, besteht die Gefahr, sich zu verbrühen.
- Cremen Sie täglich zweimal Füße und Fußsohlen ein, insbesondere dort, wo sich viel Hornhaut gebildet hat. Die Creme sollte der Haut die verlorene Feuchtigkeit zurückgeben und gut einziehen (z. B. Allpresan®-Produkte).
- Zehenzwischenräume bitte trocken halten und gegebenenfalls mit einem Antipilzpuder bestreuen (z. B. von Batrafen®), um Fußpilz vorzubeugen.
- Strümpfe sollten Feuchtigkeit aufsau-

Was Sie selbst tun können

Tägliche Fußkontrolle auf:

- Hornhautschwielen
- Geschwüre (Auch kleine!)
- Blutergüsse
- Druckstellen
- „Hühneraugen"
- Blasen

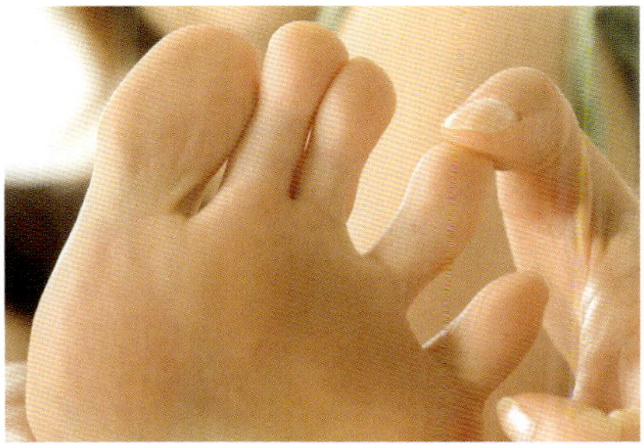

Zehenzwischenräume täglich ansehen und eventuell mit Antipilzpuder bestreuen.

gen (z. B. Baumwollsocken) und nicht einschnüren.

- Sie sollten nur Schuhe tragen, die möglichst wenige oder keine Nähte haben und atmungsaktiv sind – am besten Schuhe aus Leder.
- Wenn erforderlich, sollten die Schuhe eine vom Orthopädieschuhmachermeister angepasste Einlage erhalten („diabetesadaptierte Einlage").
- Vermeiden Sie kalte Füße, da sich sonst die Gefahr für Fußpilz erhöht. Wärmen Sie die Füße aber auch nicht mit Heizkissen oder Wärmflaschen und nehmen Sie keine zu heißen Fußbäder – beides ist gefährlich, weil Sie sich verbrühen könnten. In die Sauna können Sie gehen, verzichten Sie aber auf Wechselbäder!
- Haben Sie kalte Füße, tragen Sie am besten Wollsocken oder Bettschuhe, um die Körperwärme zu speichern.

Falsche Schuhe sind gefährlich

Etwa die Hälfte aller Fußverletzungen bei Diabetikern wird durch falsches Schuhwerk verursacht. Ich bin manchmal erschrocken, wenn mir Patienten ihre vermeintlich „sehr gut passenden" Schuhe zeigen! Menschen, die schon einmal Fußgeschwüre hatten, sollten Schuhe mit einer speziellen ganzsohligen, weich gepolsterten Einlage tragen, die der Orthopädieschuhmachermeister angefertigt hat.

Orthopädische Maßschuhe können bei starken Verformungen erforderlich sein. Lassen Sie die Schuhe und Ihre Füße nach dem Anpassen der Schuhe unbedingt innerhalb etwa einer Woche überprüfen, damit mögliche Druckstellen rechtzeitig entdeckt werden. Dies kann man gar nicht oft genug betonen, da viele Patienten wegen der Neuropathie keine Beschwerden haben und Druckgeschwüre nicht früh genug sehen.

Fußpilz
Haut juckt, schuppt, ist leicht gerötet, auch nässende Bläschen. Nicht kratzen! Der Pilz kann dann noch tiefer in die Haut eindringen!

Fazit

Geschwüre am Fuß sind nicht immer vermeidbar – gerade wenn man viel Sport treibt und aktiv ist. Schauen Sie jedoch täglich Ihre Füße an, entdecken Sie Geschwüre rechtzeitig.

Bei der Fußpflege total verboten

- Rasierklingen
- Hornhauthobel
- Messer
- chemische Mittel (Oft ätzend!)
- Hühneraugenpflaster (Sehr gefährlich!)

Auch eine noch so kleine Wunde kann sich entzünden! Ist eine Wunde infiziert, muss man sie schnell behandeln – indem man den Fuß ruhig stellt und die Wunde angemessen versorgt wird. Gegebenenfalls müssen Antibiotika eingesetzt werden. Die richtige Fußpflege, die richtigen Schuhe und Strümpfe sind wichtige, vorbeugende Maßnahmen. Nehmen Sie jede noch so kleine Wunde ernst, gehen Sie rechtzeitig zum Arzt – und vermeiden Sie so Amputationen!

Verzögerte Magenentleerung bei Diabetes

Wenn der Magen die BZ-Werte schwanken lässt

Vegetatives Nervensystem
Auch: autonomes Nervensystem, über das der Körper alle Vorgänge steuert, die automatisch ablaufen (z. B. die Atmung).

In Deutschland leidet etwa ein Fünftel aller Typ-1- und Typ-2-Diabetiker unter den Folgen einer autonomen diabetischen Neuropathie, also einer Erkrankung des vegetativen Nervensystems. Zwischen ein und zwei Drittel haben Nervenschäden an den übrigen Nerven, vor allem an den Armen und Beinen, verbunden mit Gefühlsstörungen und Lähmungen.

Von autonomer Neuropathie betroffene Organgebiete sind:

- Herz-Kreislauf-System,
- Magen-Darm-Trakt,
- Harnblase/Geschlechtsorgane,
- Lunge/Bronchien.

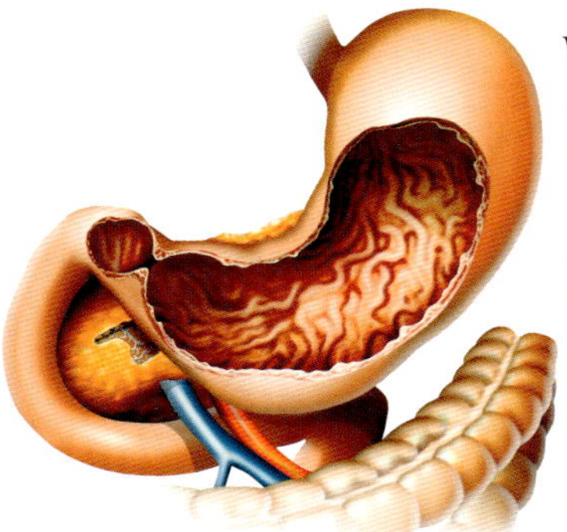

Im Magen wird der Speisebrei mit Magensaft vermischt und von dort in den Darm transportiert.

Wenn bestimmte Nerven des Magen-Darm-Traktes geschädigt sind, kann es dazu kommen, dass der Speisebrei bzw. der Stuhl nicht mehr zeitgerecht vorwärts bewegt wird. Außerdem ist die Abgabe (Sekretion) bestimmter Substanzen, aber auch die Aufnahme von Nahrungsbestandteilen aus dem Darm (Resorption) über die Schleimhaut gestört. So kann es übrigens auch zu Mangelerscheinungen kommen.

Beschwerden im Magen-Darm-Trakt sind bei Menschen mit Diabetes häufiger als bei Nicht-Diabetikern. Auf den Diabetes als Ursache für die Beschwerden weisen hin:

- eine lange Diabetesdauer, in der Regel über 10 bis 15 Jahre,
- Nachweis einer Nervenstörung an den Beinen oder Händen (periphere Neuropathie),
- Nachweis von Nervenschäden an weiteren inneren Organen, z. B. am Herz (kardiale Neuropathie), oder auch Sexual-/Blasenstörung (erektile Dysfunktion/Überlauf-Blase),
- insbesondere starke Blutzuckerschwankungen mit „unerklärlichen" Unterzuckerungen (Hypoglykämien).

Andere Ursachen (z. B. Tumor, Medikamente, Entzündungen, Alkoholmissbrauch etc.) müssen jedoch durch eine Ausschlussdiagnostik immer ausgeschlossen werden!

Nicht ausgeschlossen!

Findet man nach einer langen Nüchternperiode von etwa 10 Stunden keine Nahrung im Magen von Patienten mit einer diabetischen Neuropathie, so schließt dies eine Nervenschädigung des Magens nicht sicher aus!

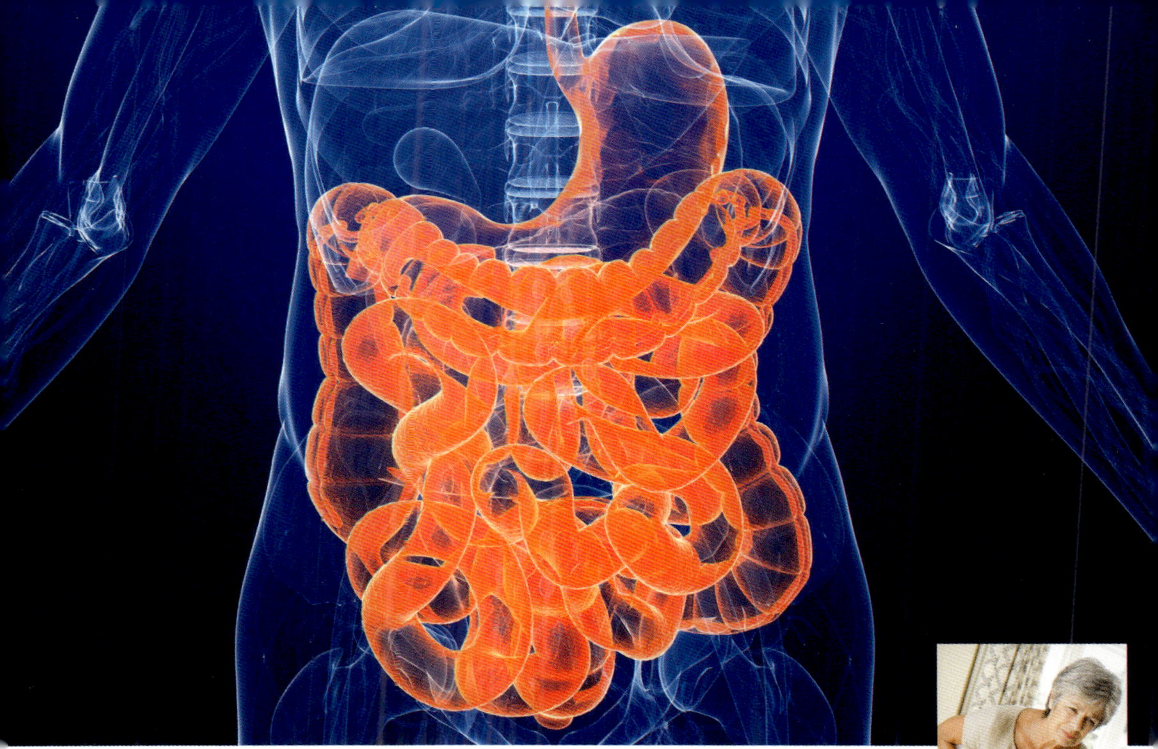

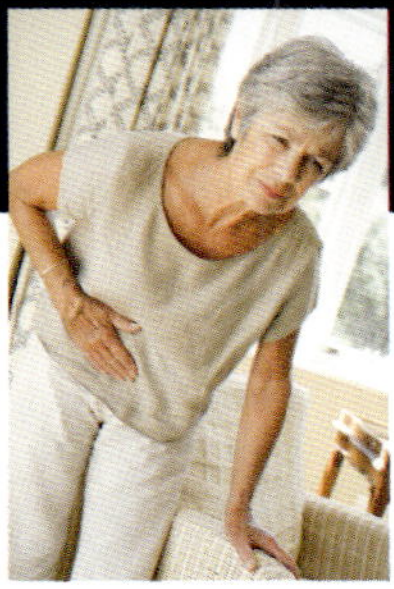

Wenn es im Magen-Darm-Trakt schmerzt, könnte das auf eine Gastropathie hindeuten.

Die diabetische Magenentleerungsstörung (Gastropathie)

Beschwerden, die auf eine Magen-Darm-Störung hindeuten, sind:

- Übelkeit,
- Blähungen,
- Völlegefühl,
- Erbrechen,
- frühzeitiges Sättigungsgefühl

Häufig findet man bei den betroffenen Menschen, obwohl sie glaubhaft 10 bis 20 Stunden nicht gegessen haben, noch Speisereste im Magen, die gelegentlich Ursache für unangenehmen Mundgeruch und häufiges Aufstoßen sind. Vor geplanten Operationen ist dies besonders zu beachten und muss mit dem betreuenden Narkosearzt (Anästhesist) besprochen werden. Wird eine Magen-Darm-Störung nicht beachtet, könnte die Vorbereitung einer Narkose (Intubation/Beatmung) gefährlich werden, denn der Mageninhalt könnte dabei in Luftröhre und Lunge gelangen. Patienten mit einer autonomen Neuropathie am Magen sollten unbedingt vor einer geplanten Operation mit dem Anästhesisten sprechen und ihn auf die Beschwerden hinweisen.

Diagnose der Magenentleerungsstörung

Die Diagnose einer diabetischen Magenentleerungsstörung oder sogar einer diabetischen Magenlähmung (Gastroparese) kann durch verschiedene Tests relativ sicher gestellt werden. Üblicherweise durchgeführt werden szintigraphische Funktionstests und auch Atemtests mit radioaktiv markierten Substanzen. Diese Funktionstests mit nuklearmedizinischen Methoden gelten heute als die besten Verfahren. Im Vorfeld kann durch eine Ultraschalluntersuchung, eine Druckmessung im Magen oder auch durch eine Röntgenuntersuchung mit bestimmten „röntgendichten“ Markern die Entleerung des Magens beurteilt werden. In der Regel macht man vorher eine Magenspiegelung (Gastroskopie), um z. B. ein Geschwür (Ulcus) oder eine Entzündung (Gastritis) auszuschließen.

Grundlagen, um die Untersuchungsergebnisse zu beurteilen

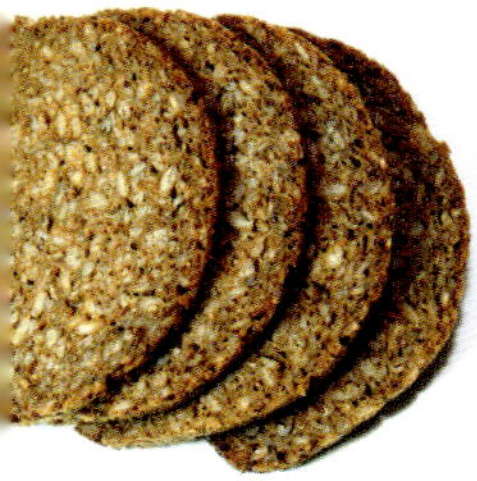

Bei verzögerter Magenentleerung sollten Sie weniger Ballaststoffe essen als empfohlen.

1. Ein normal funktionierender Magen ist Voraussetzung für eine gute Diabeteseinstellung – denn wenn die „Magenbewegung“ nicht richtig funktioniert, wird der Speisebrei nicht durchmischt und so die Aufnahme von Zucker über die Schleimhaut und schließlich ins Blut verzögert.
2. Hohe Blutzuckerwerte von über 200 bis 250 mg/dl (11,2 – 14,0 mmol/l) verursachen alleine schon eine verzögerte Magenentleerung. Der Magen ist aufgrund der hohen Blutzuckerwerte träge. Deshalb sollte der Blutzucker möglichst im Normbereich unter 200 mg/dl (11,2 mmol/l) liegen, wenn die beschriebenen Tests durchgeführt werden.
3. Alle Medikamente, die die Beweglichkeit des Magens beeinflussen, sollten mindestens einen Tag vor der geplanten Untersuchung abgesetzt werden.

Wird der Spritz-Ess-Abstand trotz verzögerter Magenentleerung eingehalten, ist eine Unterzuckerung nach dem Frühstück relativ typisch und ein Hinweis darauf, dass das Insulin zwar gewirkt hat, wegen der fehlenden Magenentleerung aber kein Zucker im Darm resorbiert und ins Blut aufgenommen wurde.

Ratschläge fürs Essen

Bei einer schlechten Blutzuckereinstellung mit schlechten HbA_{1c}-Werten und insbesondere starken Blutzuckerschwankungen mit häufigen Hypoglykämien sollte man an eine Entleerungsstörung des Magens denken. Beim Essen sollten Sie an Folgendes denken:

1. Besonders schlecht verdaut wird feste Nahrung. Ein wichtiger Ratschlag ist daher: Kauen Sie feste Nahrung gründlich und essen Sie langsam!
2. Legen Sie sich nach der Mahlzeit nicht hin, sondern versuchen Sie, den Körper etwa 1 bis 2 Stunden aufrecht zu halten, um quasi ein „Absacken der Nahrung“ zu begünstigen.
3. Sie sollten eher kleine Portionen über den Tag verteilt zu sich nehmen, wenn möglich in breiiger oder flüssiger Form.
4. Essen Sie weniger Fett, denn Fett hemmt die Magenbewegung, und essen Sie, im Gegensatz zu der üblichen Empfehlung, auch weniger Ballaststoffe, die schwer im Magen liegen.

Tipps für Insulinpflichtige

Typ-1-Diabetiker mit einer autonomen Magenlähmung benötigen im Vergleich zu Patienten ohne diese Störung zu den Hauptmahlzeiten etwa 25 % weniger Insulin. In den meisten Fällen kann oder muss der Spritz-Ess-Abstand wegen der verzögerten Zuckeraufnahme ins Blut entfallen.

Viele Patienten spritzen ihr Insulin erst nach Beginn der Mahlzeit, einige auch erst nach der Mahlzeit, wobei sich in diesen Fällen insbesondere die kurzwirksamen Insulin-Analoga (Humalog®, NovoRapid®, Apidra®) bewährt haben.

5. Helfen kann die unterstützende Einnahme von bestimmten Medikamenten!

Welche Medikamente können sinnvoll sein?

Domperidon (z. B. Motilium®) und ***Metoclopramid*** (z. B. Paspertin®, MCP-Tropfen ratiopharm®) beschleunigen die Magenentleerung. Leider verliert Metoclopramid häufig nach wenigen Wochen einen Teil seiner Wirkung, bei Domperidon lässt die Wirkung auf feste Speisen häufig ebenfalls nach, wenn es über längere Zeit angewendet wird. Es verbessert jedoch insbesondere die Magenentleerung für flüssige und breiige Nahrung.

Erythromycin (z. B. Ery® 500, EryHexal®) ist ein Antibiotikum. Diese Substanz wirkt vor allem über bestimmte Rezeptoren (Fühler) des Magens und beschleunigt den Transport flüssiger und fester Nahrung. Wegen der Gefahr der Gewöhnung und der antibiotischen Wirkung können auch Nebenwirkungen wie Hautreaktionen und Durchfälle auftreten. „Erythromycin-Analoga" können eventuell in Zukunft helfen, dass diese Nebenwirkungen nicht mehr vorkommen.

Cisaprid (früher: Propulsin®) wirkt ebenfalls, indem es bestimmte Zellen im Magen stimuliert. Diese klinisch sehr gut wirksame Substanz wurde in Deutschland, aber auch in England und Luxemburg im Jahr 2000 vom Markt genommen – wegen möglicher schädlicher Wirkung auf das Herz-Kreislauf-System, zum Teil mit tödlichem Ausgang. Cisaprid wird eventuell mit bestimmten Einschränkungen und unter Auflagen wieder auf den deutschen Markt kommen.

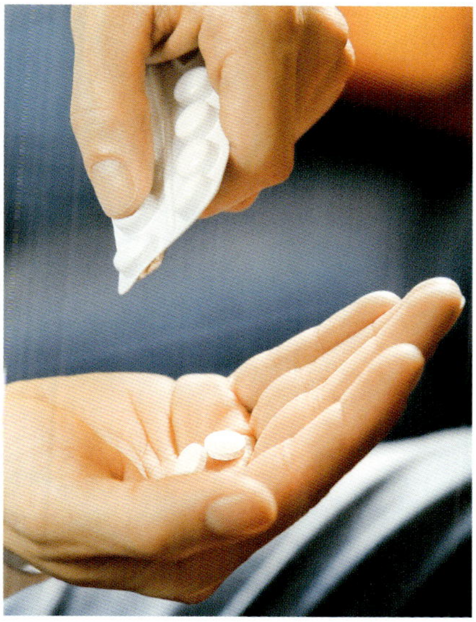

Manchmal können Medikamente helfen, die Nahrung schneller durch den Magen zu transportieren.

Der Einsatz eines Magenschrittmachers oder ein chirurgisches Vorgehen steht als letzte Option zur Verfügung, wenn alle Maßnahmen und konservativen Möglichkeiten versagen.

Magenschrittmacher
Steuerungscomputer, der in die Magenwand eingesetzt wird und die Magentätigkeit beschleunigt oder verlangsamt.

Fazit

Eine Magenentleerungsstörung ist für viele Betroffene keine harmlose Befindlichkeitsstörung, sondern kann das gesamte Alltagsleben beeinträchtigen. Schwere und häufige Unterzuckerungen sowie starke Blutzuckerschwankungen sind Folgen der Störung und machen eine gute Blutzuckereinstellung manchmal unmöglich. Eine schlechte Blutzuckereinstellung liegt eben nicht immer an der mangelnden Mitarbeit eines Patienten – wichtig zu wissen für Arzt und Patient!

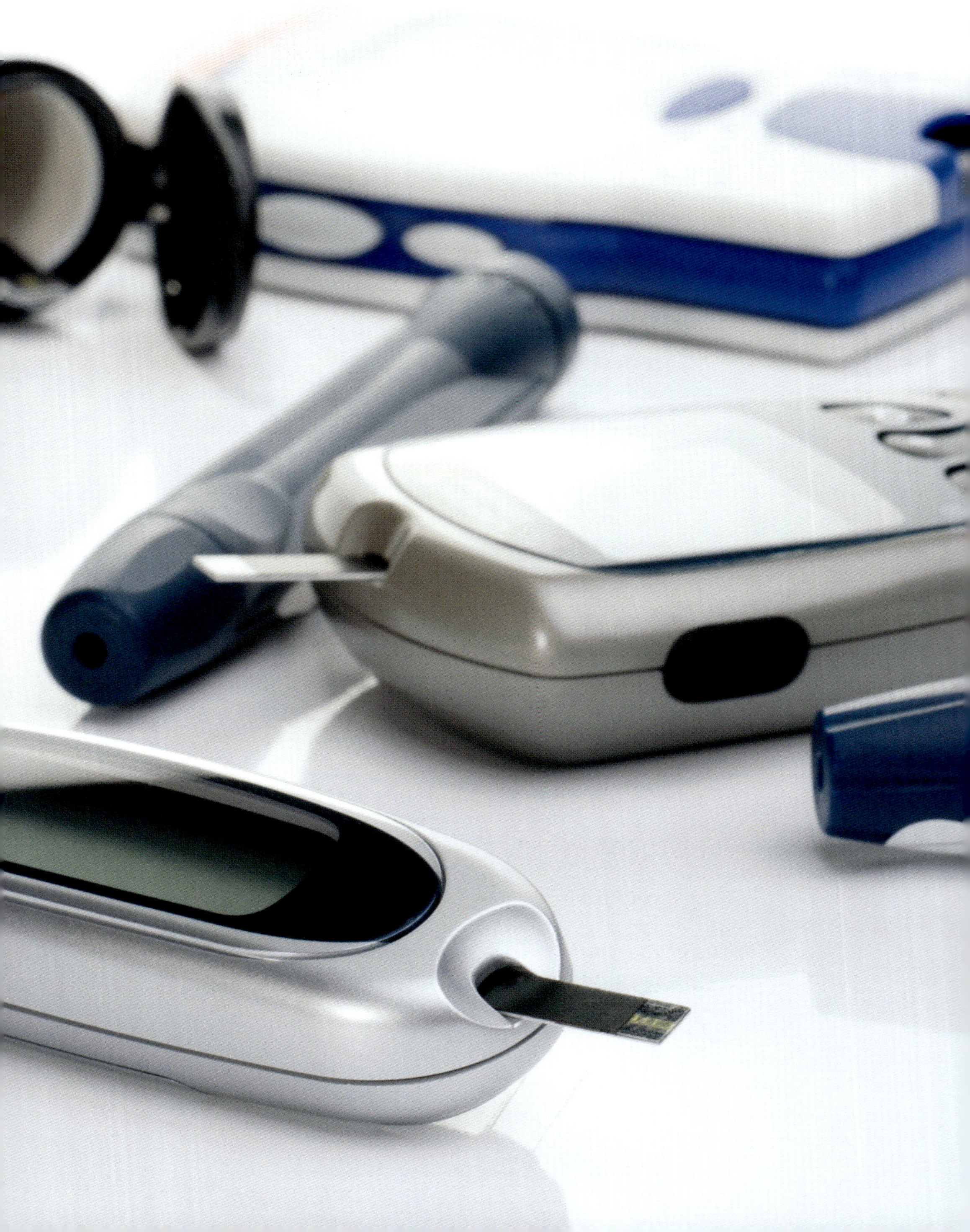

Unter- und Überzuckerung

Das Problem kennen viele: Morgens ist der Blutzuckerwert zu hoch (Hyperglykämie). Was kann man gegen die **hohen Nüchternwerte** tun? Und wenn der Blutzucker zu niedrig ist? Jeder Mensch mit Diabetes sollte wissen, wie man **Unterzuckerungen** (Hypoglykämien) erkennt und behandelt. Bei einer **Stoffwechselentgleisung** spielt der Blutzucker verrückt – gerade dann muss man richtig reagieren.

Erhöhte Nüchternwerte unter Insulintherapie

Was tun, wenn die Werte morgens oft zu hoch sind?

Nüchternblutzucker *Abkürzung: NBZ; Blutzuckerwert, der im nüchternen Zustand morgens gemessen wird.*

Erhöhte Blutzuckerwerte bereits vor dem Aufstehen am Morgen sind für insulinpflichtige Diabetiker ein nicht allzu seltenes Problem. Sind die Werte am Morgen nur gelegentlich zu hoch und finden sich dafür keine Ursachen, in denen sich ein bestimmtes Muster oder eine Regel erkennen lässt, ist dies auch nicht besonders tragisch; hohe Werte sind auch nicht immer vermeidbar. Kommen hohe Werte am Morgen jedoch häufiger vor, sollte man nach den Gründen suchen, zumal sich bei einem solchen Start in den Tag die schlechte Stoffwechsellage oft über den ganzen Tag hinzieht.

Ursachen für erhöhte Nüchternwerte

Es gibt viele Ursachen für erhöhte Nüchternblutzuckerwerte. Bei der Ursachenforschung sollte man zunächst einmal einen Blick auf den Abend davor werfen:
Sind die Blutzuckerwerte schon vor dem Schlafengehen erhöht, kann das z. B. an einem zu niedrigen BE-Faktor zum Abendessen liegen. Wurde der Blutzucker korrigiert, können die Werte aufgrund eines falsch hohen Korrekturfaktors zu hoch sein, vielleicht sind die Werte aber auch wegen eines Basalinsulinmangels in den späten Abendstunden zu hoch.
Die erforderliche Basalinsulinmenge kann man leicht mittels eines „Fastentests“ zwischen 18 und 22 Uhr herausfinden. Ein Fastentest bedeutet: kein Abendessen, kein Mahlzeiteninsulin, stündlich den Blutzucker messen und seinen Verlauf beobachten und dokumentieren. Damit kann die Dosis des am späten Nachmittag wirkenden – oder nicht mehr wirkenden – Basalinsulins überprüft werden (siehe Anhang).
Weiß man, was die Ursache ist, kann man das Problem beheben, z. B. durch mehr Mahlzeiteninsulin zum Abendessen, durch Änderung des Korrekturfaktors bzw. durch mehr Basalinsulin zur Nacht.

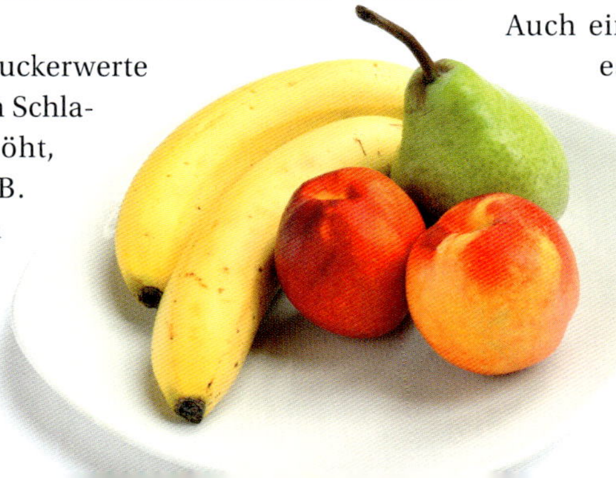

Manchmal ist ein Stück Obst als Spätmahlzeit günstig, um hohe Werte am Morgen zu vermeiden.

Auch eine Spätmahlzeit, sei es auch nur eine BE, die nicht mit Insulin abgedeckt wurde, kann Ursache für einen erhöhten Nüchternblutzuckerwert

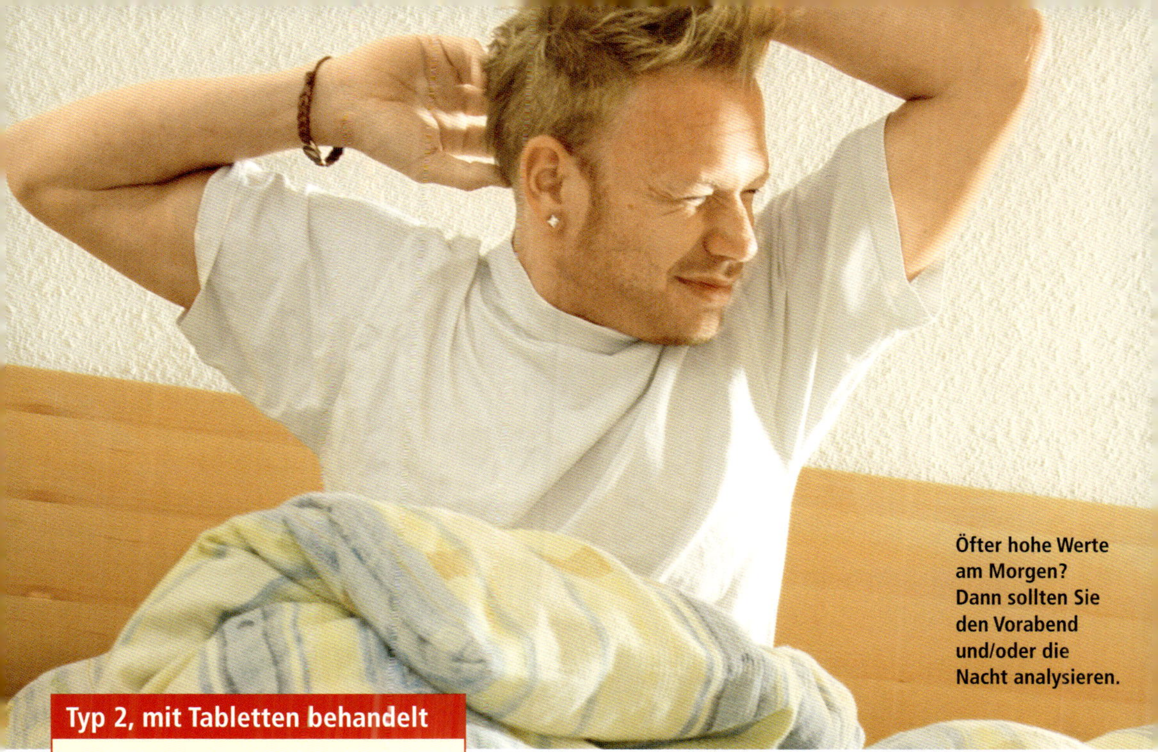

Öfter hohe Werte am Morgen? Dann sollten Sie den Vorabend und/oder die Nacht analysieren.

Typ 2, mit Tabletten behandelt

Erhöhte Nüchternblutzuckerwerte bei Typ-2-Diabetikern, die nur Tabletten einnehmen, sind in der Regel auf die mangelnde Insulinwirkung über Nacht zurückzuführen. Dadurch produziert die Leber als wichtigster Zuckerspeicher relativ unkontrolliert Zucker, und der Nüchternblutzucker steigt an.

am folgenden Morgen sein – insbesondere, wenn diese Spätmahlzeit recht fett- oder eiweißreich war, so dass die Kohlenhydrate über Nacht langsamer aufgenommen wurden. Statt einer eiweißreichen Spätmahlzeit wäre hier z. B. ein Stück Obst oder aber eine Scheibe Brot günstiger gewesen. Auch diese Lebensmittel sollten aber mit Insulin abgedeckt werden. Das Risiko einer schweren nächtlichen Hypoglykämie besteht insbesondere bei ausgedehnten Spätmahlzeiten, hohem BE-Faktor und der Verwendung von Normalinsulin. Grund dafür ist die relativ lange Wirkdauer der größeren Insulinmenge und die ausgeprägte Insulinempfindlichkeit zwischen Mitternacht und etwa 2 bis 3 Uhr in der Nacht.

Auch die Nacht analysieren

Haben Sie den Vorabend analysiert und sind zu dem Schluss gekommen, alles richtig gemacht zu haben, sollten Sie die Nacht unter die Lupe nehmen. Verschiedene Ursachen kommen in Frage:

1. Es liegt ein ***Insulinmangel*** in der Nacht vor, was sich oft an einem kontinuierlichen Blutzuckeranstieg bis zum frühen Morgen zeigt.
2. Es liegt ein ***erhöhter Basalinsulinbedarf*** vor allem in den frühen Morgenstunden vor (Dawn-Phänomen). Dabei liegen die Blutzuckerwerte in der ersten Nachthälfte noch im Zielbereich und steigen erst in der zweiten Nachthälfte extrem an.

Dawn-Phänomen
Blutzuckeranstieg am frühen Morgen, wahrscheinlich durch Anstieg des Wachstumshormons (Insulin-Gegenspieler).

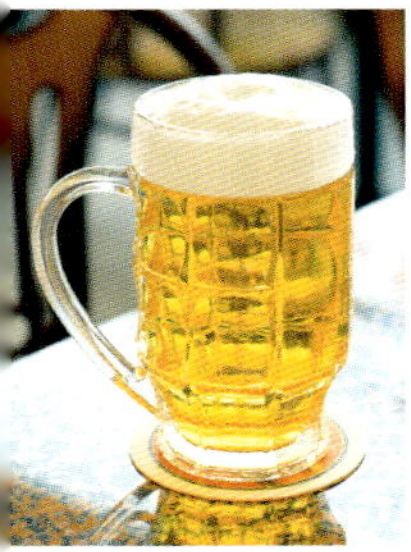

Auch Alkoholgenuss am späten Abend kann etwas mit zu hohen Werten am Morgen zu tun haben.

3. Die ***Basalinsulindosis*** über Nacht ist insgesamt ***zu hoch***, und es kommt zu oft unbemerkten nächtlichen Unterzuckerungen mit nachfolgender Gegenregulation. Bei der Gegenregulation wird Zucker aus der Leber ausgeschüttet, so kommt es zu erhöhten Nüchternblutzuckerwerten. Die Ursache dafür ist oft Sport am späten Abend (Muskelauffülleffekt) und/oder Alkoholgenuss am späten Abend, der die Leber blockiert.

Nachts messen schafft Klarheit

Um herauszufinden, was die Ursache für die erhöhten Werte am Morgen ist, gibt es eine einfache Maßnahme, die jedoch zu selten angewandt wird: die nächtliche Blutzuckermessung. Dies ist umso verwunderlicher, als viele Patienten nachts mehrfach auf die Toilette gehen – dabei könnte auch einmal der Blutzucker gemessen werden. Der Blutzucker sollte also nicht nur vor dem Schlafengehen, sondern unbedingt auch in der Nacht gemessen werden, z. B. zwischen 2 und 3 Uhr. Liegt der Wert dann noch im Zielbereich (100 bis 120 mg/dl bzw. 5,6 bis 6,7 mmol/l), sollte morgens, z. B. gegen 5 Uhr, noch ein zweites Mal gemessen werden, um so eventuell einem Dawn-Phänomen auf die Spur zu kommen. Nur durch die nächtliche Blutzuckermessung lässt sich der Zeitpunkt des individuellen Blutzuckeranstiegs in der Nacht ermitteln, und nur so kann man die richtige Basalinsulinmenge und auch den richtigen Zeitpunkt der Injektion für die Nacht herausfinden.

Drei Beispiele, drei Lösungen

(Siehe hierzu untere Abbildung.)

Fall 1: Der Blutzucker steigt bis morgens kontinuierlich an

Die Lösung ist einfach:
Die Basalinsulindosis sollte schrittweise erhöht werden (um jeweils 10 bis 20 %), bis ideale Nüchternwerte ohne nächtliche Unterzuckerungen erreicht sind.

Morgens hat jeder dieser drei Diabetiker einen zu hohen Blutzucker. Der Verlauf der Nacht ist jedoch ganz unterschiedlich.

Drei verschiedene nächtliche Blutzuckerverläufe

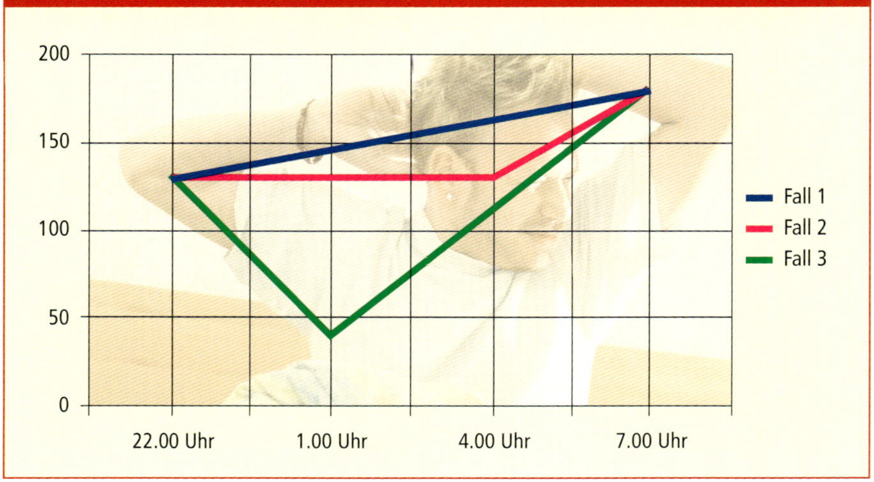

Wichtig: Auch die Injektionszeit ist entscheidend: NPH-Insulin niemals vor 22 Uhr spritzen! *Und auch die Spritzstelle ist wichtig:* In den Oberschenkel injiziertes Insulin wird langsamer aufgenommen und wirkt daher länger!

Fall 2: Starker Blutzuckeranstieg in den frühen Morgenstunden

Mögliche Lösungen sind:

- Die notwendige *Basalinsulininjektion sollte eventuell noch später* (z. B. gegen 23 Uhr) vorgenommen werden, wenn NPH-Insulin verwendet wird.
- Eventuell kann die *Basalinsulindosis (NPH-Insulin) noch etwas gesteigert* werden, wobei die erste (insulinempfindliche) Nachthälfte häufig durch 1 bis 2 Spät-BE gegen Unterzuckerungen „abgesichert" werden muss. Aber Vorsicht bei Gewichtsproblemen!
- Eventuell *ein anderes Basalinsulin verwenden*: Analoginsulin (z. B. Insulin Levemir®) für die Nacht hat einen flacheren Wirkgipfel und kann deshalb auch früher gespritzt werden, z. B. gegen 21.00 Uhr. Oder das Analoginsulin Glargin (Lantus®) nehmen, es hat keinen Wirkgipfel in der insulinempfindlichen Zeit. Dann ist die Unterzuckerungsgefahr zwischen 0 und 2 Uhr nur gering, so dass eine Dosissteigerung eher möglich ist.
- Eventuell muss eine *Insulinpumpentherapie* in Erwägung gezogen werden.

Fall 3: Starker Blutzuckerabfall in der Nacht mit Gegenregulation der Leber – dies führt zu einem höheren Nüchternblutzucker trotz Unterzucker in der Nacht

Die Lösung ist ganz einfach:

Sie sollten schrittweise die Dosis des NPH-Insulins zur Nacht reduzieren!

Dadurch können unbemerkte nächtliche Unterzuckerungen vermieden werden. Eine Gegenregulation tritt nicht auf; die Nüchternwerte werden besser.

Ist *Sport oder Alkohol* mit im Spiel (insbesondere spätabends), sollten Sie Zusatz-BE essen.

Fazit

Erhöhte Nüchternblutzuckerwerte können verschiedene Ursachen haben – die einfachste Möglichkeit, diesen Ursachen auf die Spur zu kommen, ist es,

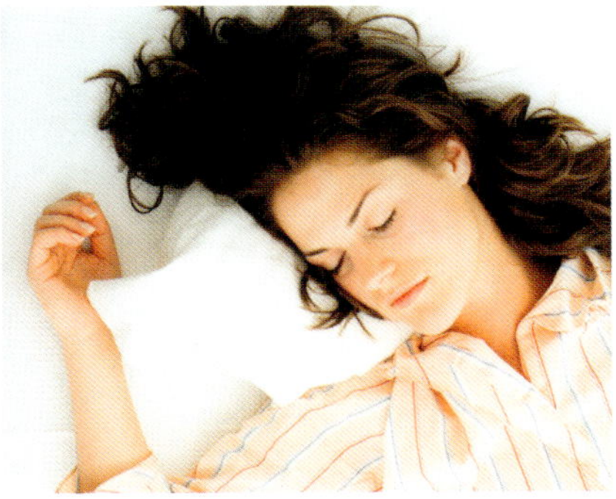

Wer morgens zu hohe Werte hat, sollte nachts nicht nur schlafen, sondern auch öfter einmal messen.

regelmäßig zu verschiedenen Zeiten die spätabendlichen und nächtlichen Blutzuckerwerte zu messen und daraus die richtigen Schlussfolgerungen für eine nötige Insulinanpassung zu ziehen. Leider werden nächtliche Blutzuckerwerte nur allzu selten gemessen. Viele Hypoglykämien, insbesondere in der Nacht, könnten so aber vermieden werden, und so könnte man auch morgendliche Blutzuckeranstiege abfangen. Nutzen Sie diese Möglichkeiten!

Unterzuckerungen

Unterzuckerungen erkennen und behandeln

Das Gehirn ist eines der wenigen Organe, das für die Zuckeraufnahme selbst kein Insulin benötigt – es bedient sich direkt aus dem Blut.

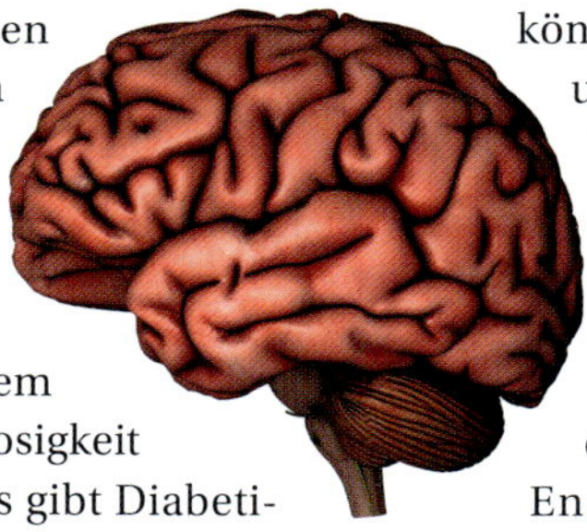

„Letzte Woche hatte ich wieder eine schwere Hypo!" – so oder ähnlich erzählen sich oft Diabetiker untereinander von ihren Unterzuckerungen und den Erfahrungen, die sie dabei gemacht haben: von den typischen Anzeichen wie Konzentrationsschwäche, Zittern und Schweißausbruch bis hin zu aggressivem Verhalten gegenüber dem Partner sowie Bewusstlosigkeit und Krampfanfällen. Es gibt Diabetiker, die so gut eingestellt sind, dass sie ständig leichte Unterzuckerungen als Zeichen der guten Einstellung bemerken. Es gibt aber auch Patienten, für die die erste schwere Unterzuckerung mit Krampfanfall und eventuell mit Einnässen und Biss auf die Zunge eine schreckliche Erfahrung bedeutet.

Unterzuckerung – möglich bei Insulin und Tabletten

Unterzuckerungen können sowohl bei mit Insulin behandelten Diabetikern auftreten als auch bei Diabetikern, die mit Tabletten vom Sulfonylharnstofftyp (z. B. Glibenclamid, Glimepirid), aber auch mit „prandialen Insulin-Stimulatoren" (z. B. NovoNorm® und Starlix®) behandelt werden. Insulin selbst und alle Medikamente, die die Insulinproduktion bzw. -ausschüttung aus der Bauchspeicheldrüse fördern, können Unterzuckerungen verursachen.

Wie wir nicht erst seit kurzem wissen, führen wiederholte Unterzuckerungen zu einer Schädigung von Nervenstrukturen, da quasi das Substrat für die Energiegewinnung (Zucker) wegfällt. So kann es durch wiederholte Unterzuckerungen zur Abnahme der geistigen Leistungsfähigkeit bis hin zur Demenz kommen. Dies wird durch zahlreiche aktuelle Studien (z. B. Whitmer, Ockland, Kalifornien) bestätigt. In

Was ist eine Unterzuckerung?

Bei einer Unterzuckerung sinkt der Blutzucker unter 50 mg/dl (2,8 mmol/l). Typische Anzeichen dafür sind Konzentrationsschwäche, Zittern und Schweißausbruch. Es kann aber auch zu aggressivem Verhalten gegenüber dem Partner sowie Bewusstlosigkeit und Krampfanfällen kommen.

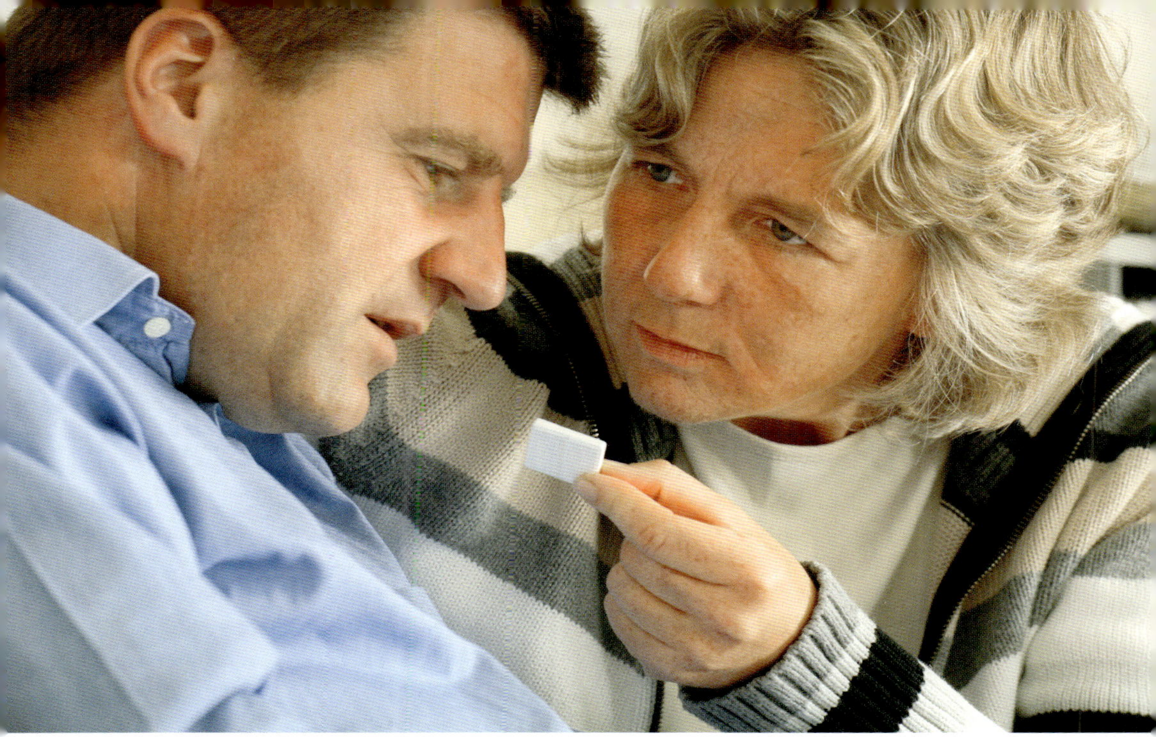

der Accord-Studie waren schwere Unterzuckerungen mit einer deutlichen Zunahme an Todesfällen verbunden. 1991 wurden schon Unterzuckerungen in der Nacht bei Typ-1-Diabetikern mit dem plötzlichen Herztod in Verbindung gebracht („Dead in bed Syndrom"/Herzrhythmusstörungen?!). Inzwischen konnte durch Studien belegt werden, dass während einer schweren Unterzuckerung vermehrt gefährliche Rhythmusstörungen auftreten können. Beim Typ-2-Diabetiker wächst das Risiko für gefährliche Hypoglykämien mit der Dauer seiner Diabeteserkrankung, seinem eigenen Alter und der Dauer einer Insulinbehandlung. Moderne Medikamente wie DPP-4 Hemmer und Inkretinanaloga/-Mimetika helfen dieses Risiko deutlich zu reduzieren. Sie sind auch und gerade deshalb unter Wirtschaftlichkeitsaspekten besonders zu empfehlen.

Aber auch ein „engagierter" Typ-1-Diabetiker, der möglichst strenge BZ-Werte zur Vermeidung von Folgeschäden haben möchte, muss mit häufigeren Unterzuckerungen rechnen – moderne (Analog)-Insuline helfen dieses Risiko zu reduzieren (auch beim Typ-2-Diabetiker, wenn sie denn verordnet werden dürfen).

Hypoglykämien sind nicht immer zu vermeiden, häufige schwere Unterzuckerungen sollten jedoch immer Anlass dazu geben, eine intensive Ursachenforschung zu betreiben – denn Hypoglykämien, insbesondere schwere, haben oft auch schwerwiegende Langzeitfolgen!

Von einer Unterzuckerung spricht man, wenn der Blutzucker unter 50 mg/dl (2,8 mmol/l) abgesunken ist. Der zu niedrige Blutzucker wirkt sich insbesondere auf das Gehirn aus, das seinen Energiebedarf nahezu ausschließlich aus dem Zucker im Blut deckt. Es ist

Traubenzucker geht schnell ins Blut – und hilft deshalb bei Unterzuckerungen.

Blutzucker normnah einstellen

Der Blutzucker sollte sowohl bei Typ-1- als auch bei Typ-2-Diabetikern möglichst normnah eingestellt werden. Leichte Unterzuckerungen kommen vor, schwere Unterzuckerungen sollten jedoch möglichst vermieden werden.

eines der wenigen Organe, die kein Insulin benötigen, um Zucker und damit Energie aufzunehmen. Deshalb wird der Blutzuckerspiegel zentral so reguliert, dass er stets und unter allen Lebensbedingungen über 50 mg/dl liegt.

Hypoglykämie wahrnehmen
Wer eine Unterzuckerung nicht rechtzeitig bemerkt, kann in einer Schulung lernen, die Zeichen zu erkennen.

Bei Nicht-Diabetikern sorgen hauptsächlich zwei Hormone – Insulin und Glukagon – für eine konstante Blutzuckerkonzentration innerhalb sehr enger Grenzen. Insulin wird in den Betazellen der Bauchspeicheldrüse hergestellt und fördert die Aufnahme von Zucker in die Muskulatur, das Fettgewebe und andere Organe. Der Gegenspieler, das Glukagon, wird in den Alphazellen der Bauchspeicheldrüse hergestellt, also in unmittelbarer Nachbarschaft der Betazellen. Glukagon bewirkt, dass Zucker aus der Leber in das Blut ausgeschüttet wird, dadurch erhöht sich der Blutzuckerspiegel auf Kosten der Zuckerreserven in der Leber. Diesen Vorgang nennt man Gegenregulation.

Bei Menschen mit Diabetes funktioniert diese automatische Regulierung des Blutzuckerspiegels nur noch eingeschränkt bzw. gar nicht mehr. Deshalb kann bei ihnen der Blutzuckerspiegel so stark absinken, dass Zeichen der Unterzuckerung auftreten. Bei jedem Diabetiker können diese Zeichen unterschiedlich sein. Wie sich eine Unterzuckerung bemerkbar macht, hängt nicht nur davon ab, wie tief der Blutzuckerwert ist, es spielt auch eine Rolle, wie hoch der Ausgangswert war und wie schnell der Blutzucker abfällt. So können auch Patienten, die jahrelang hohe Blutzuckerwerte, z. B. um etwa 200 mg/dl (11,1 mmol/l) hatten, schon Zeichen einer beginnenden Unterzuckerung spüren, wenn der Blutzucker rasch auf 120 mg/dl (6,7 mmol/l) abfällt – obwohl tatsächlich gar keine Unterzuckerung vorliegt.

Anzeichen einer Unterzuckerung

Sinkt der Blutzuckerspiegel in die Nähe des Unterzuckerungsbereiches

Zeichen für eine Unterzuckerung

Zeichen der Hormonwirkung an der Nebenniere (u.a. durch Noradrenalin)	Zeichen des Zuckermangels im Gehirn
Schweißausbruch	Denkstörungen
Zittern	Sprachstörungen
Blässe	Sehstörungen
Heißhunger	Benommenheit
Herzklopfen	Kribbeln um den Mund
Angst und Unruhe	Kopfschmerzen, Aggressivität
Kälte- und Hitzegefühl	Bewusstlosigkeit, Krampfanfall

(etwa 50 – 60 mg/dl/2,8 – 3,3 mmol/l), kommt es zu Reaktionen, die mit zur Gegenregulation gehören: Hormone der Nebennieren (z. B. Adrenalin, Noradrenalin) werden ausgeschüttet. Sie sollen dafür sorgen, dass der Blutzuckerspiegel wieder erhöht wird, und verursachen normalerweise die typischen Symptome wie Zittern, Schweißausbruch oder Herzklopfen. Sinkt der Blutzuckerspiegel weiter ab, macht sich der Zuckermangel im Gehirn direkt bemerkbar – durch Wortfindungsstörungen, allgemeine Verlangsamung, Konzentrationsschwäche, aber auch durch Schwierigkeiten beim Gehen, Stimmungsschwankungen und aggressives Verhalten (siehe Tabelle unten). Leichte Unterzuckerungen sind insbesondere bei Diabetikern, die sich mit Insulin behandeln, nicht immer zu vermeiden, da ja eine möglichst normnahe Blutzuckereinstellung angestrebt wird, um Folgeschäden vorzubeugen. Diese leichten Unterzuckerungen sind nicht schädlich.

Schwere Unterzuckerung

Von einer schweren Unterzuckerung spricht man, wenn ein Mensch mit Diabetes fremde Hilfe benötigt bzw. wenn er bewusstlos wird oder einen Krampfanfall bekommt. Häufige schwere Unterzuckerungen (z. B. wöchentlich) können auch zu bleibenden Schäden führen und sollten deshalb möglichst vermieden werden. In der Regel wachen Patienten aus einer schweren Unterzuckerung nach wenigen Minuten selbst wieder auf, da der Gegenspieler des Insulins, das Glukagon, die Leber veranlasst, ihre Zuckerreserven freizusetzen (Gegenregulation). Wenn Unterzuckerungen sehr häufig auftreten, werden sie von den Patienten leider auch immer weniger wahrgenommen. Die Fähigkeit, die „Gegenhormone" auszuschütten, kann als Folge wiederholter Unterzuckerungen langsam nachlassen (Hypoglykämie-Wahrnehmungsstörung). Außerdem führen häufige Unterzuckerungen durch die nachfolgende Gegenregulation – also die Zuckerausschüttung aus der Leber – auch zu starken Blutzuckerschwankungen. Somit verschlechtert sich die Blutzuckereinstellung allgemein und das HbA_{1c} steigt an.

Ursachen für eine Unterzuckerung

- Zu viel Insulin gespritzt bzw. eine zu hohe Dosis an blutzuckersenkenden Tabletten (z. B. Sulfonylharnstoff, Glinide) eingenommen.
- Zu wenig gegessen (Mangel an Kohlenhydraten, z. B. Zucker).
- Starke körperliche Anstrengung (z. B. Gartenarbeit, langer Spaziergang oder Sport).
- Zu viel Alkohol getrunken – dann ist die Gefahr für eine Unterzuckerung in der späten Nacht besonders groß. Die Gegenregulation kann fehlen!

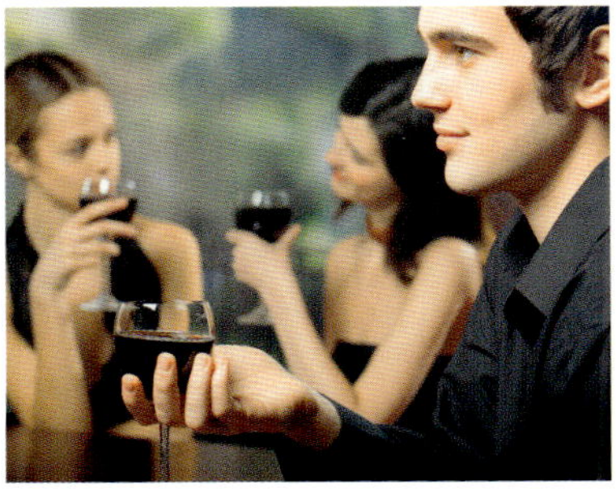

Alkohol blockiert die Leber, die dann keine Zuckerreserven mehr freisetzen kann.

Vorbeugen und behandeln

Schwere Unterzuckerungen können in der Regel vermieden werden durch regelmäßige Schulung und indem man bestimmte Verhaltensmaßregeln beachtet und zum Beispiel regelmäßig den Blutzucker misst! Die Insulindosis bzw. Tablettendosis sollte individuell und genau angepasst sein, man sollte rechtzeitig essen und körperliche Betätigung bzw. Alkoholgenuss berücksichtigen. Zur Erinnerung: Größere Mengen Alkohol blockieren die Leber, so dass bei einer schweren Unterzuckerung kein Zucker aus der Leber zur Verfügung steht, um den Blutzucker anzuheben. Meistens kann dann nur ein Arzt helfen, indem er Zucker über die Venen zuführt.

Jeder Diabetiker sollte seine Frühanzeichen für eine Unterzuckerung kennenlernen, um sofort richtig reagieren zu können. Wichtig ist, überhaupt erst einmal an eine Unterzuckerung zu denken. Sind die Anzeichen erkannt, sollte man sofort etwa 2 BE rasch wirksame Kohlenhydrate zu sich nehmen, möglichst in flüssiger Form, und erst danach den Blutzucker messen. Schnell wirkende Kohlenhydrate stecken zum Beispiel in 1 – 2 Gläsern naturbelassenem Apfelsaft oder Cola (keine Cola light!), aber auch in Traubenzucker (zur Not auch Haushalts-/Würfelzucker). Danach sollten zusätzlich noch 1 bis 2 BE langsam wirkende Kohlenhydrate gegessen werden, denn oft fällt der Blutzucker gerade nach starker körperlicher Belastung in der nächsten Stunde erneut ab. Sind die akuten Beschwerden verschwunden, sollte man aber auch überlegen, wie es zur Unterzuckerung gekommen ist, um weitere Unterzuckerungen möglichst zu vermeiden.

Wichtig: In dieser Notsituation auf keinen Fall „Diabetiker-Nahrungsmittel“ zu sich nehmen, die mit Süßstoff gesüßt sind. Durch sie steigt der Blutzucker nicht an! Immer zuckerhaltige

Ist ein Diabetiker durch eine Unterzuckerung bewusstlos, können die Maßnahmen rechts helfen.

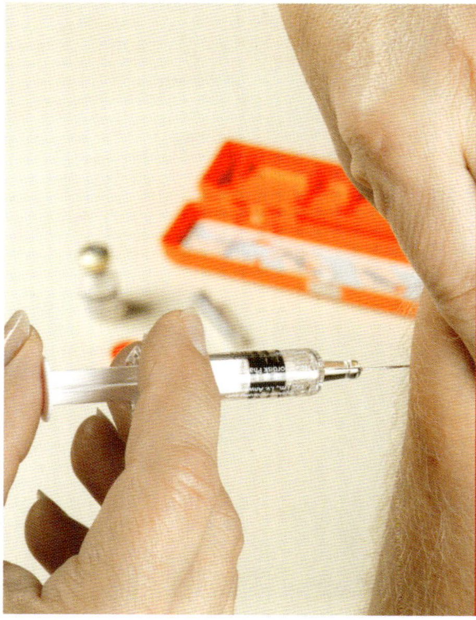

Maßnahmen bei Bewusstlosigkeit

Z. B. Freunde oder der Ehepartner können Folgendes tun:

1. Atemwege freimachen – keinen Traubenzucker oder Nahrung über den Mund zuführen. Wenn nötig, Zahnprothesen oder Essensreste entfernen!
2. Den Bewusstlosen in eine stabile Seitenlage bringen.
3. Falls vorhanden, eine Ampulle Glukagon subkutan (unter die Haut, z. B. unter die Bauchhaut) oder intramuskulär (in den Muskel, z. B. in den Oberschenkelmuskel) spritzen. Glukagon ist der Gegenspieler des Insulins; der Blutzucker steigt an.

Traubenzucker muss mit!

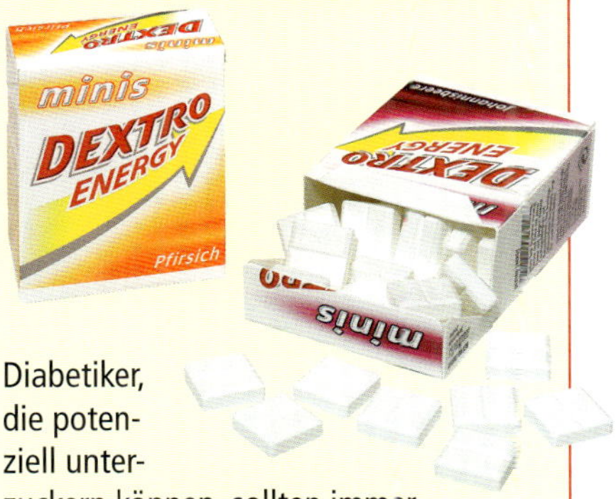

Diabetiker, die potenziell unterzuckern können, sollten immer, egal wo sie sind, Traubenzucker bei sich haben – insbesondere dann, wenn sie alleine unterwegs sind.

Produkte wie Traubenzucker, „echte" Cola, Apfelsaft etc. verwenden!

Schwere Unterzuckerungen mit Bewusstlosigkeit

Immer dann, wenn ein mit Insulin bzw. Tabletten vom Sulfonylharnstofftyp behandelter Diabetiker plötzlich bewusstlos wird, muss man an eine schwere Unterzuckerung denken. Auch Angehörige, Nachbarn und Freunde sollten grundsätzlich in der Lage sein, rasch Hilfe zu leisten (siehe Kasten unten). Es ist möglich und meist durchaus erwünscht, dass Angehörige und auch andere nahestehende Personen zusammen mit ihm an einer speziellen Hypoglykämie-Schulung teilnehmen.
Unterzuckerungsgefährdete Patienten sollten zu Hause, eventuell auch im Handschuhfach des Autos, immer eine Packung Glukagon vorrätig haben. Das Glukagon kann vom Hausarzt verordnet werden. Mit Ausnahme einer schweren Unterzuckerung durch einen Alkoholexzess – dann hilft nur eine Zuckerinfusion direkt in die Vene durch einen Arzt/Notarzt – kann die Injektion von Glukagon eine schwere Unterzuckerung rasch beheben. Da das Glukagon in Pulverform vorliegt, hält es sich oft mehrere Jahre, ohne zu verderben. Tritt eine Unterzuckerung ein, muss man das Pulver nur noch mit dem beiliegenden Lösungsmittel mischen. Sollte etwa 10 Minuten nach der Glukagon-Injektion der Patient nicht wach werden, muss unbedingt der Notarzt gerufen werden, der durch eine Zuckerinfusion in die Vene die Unterzuckerung sofort beheben kann.

Fazit

Unterzuckerungen sind nicht immer zu vermeiden. Leichte Unterzuckerungen sind harmlos, häufige schwere Unterzuckerungen, bei denen man fremde Hilfe braucht, können jedoch auch zu bleibenden Schäden führen. Deshalb sollten sie möglichst vermieden werden.
Diabetiker, die ihren Blutzucker mit Sulfonylharnstoffen, Gliniden, Acarbose oder aber Insulin senken, sollten immer, egal wo sie sind, Traubenzucker bei sich haben – insbesondere dann, wenn sie alleine unterwegs sind.

Blutzuckerentgleisung mit drohendem Koma

Was zu tun ist, wenn der Blutzucker verrückt spielt

Blutsalze
auch: Elektrolyte, z. B. Natrium, Magnesium. Spielen eine wichtige Rolle im Wasserhaushalt und für die Funktionsfähigkeit der Zellen.

Bis zur Einführung des Insulins in den 20er Jahren des letzten Jahrhunderts war das diabetische Koma letztlich die Todesursache für alle, die an Diabetes mellitus Typ 1 erkrankten, aber auch viele Typ-2-Diabetiker starben daran. Heute kann sowohl bei Typ-1- als auch bei Typ-2-Diabetikern das Koma erfolgreich behandelt werden: durch eine langsame, vorsichtige Insulingabe bei gleichzeitigem, kontrolliertem, sehr langsamem Ausgleich von Blutsalzen und Flüssigkeit.

Bei Typ-1-Diabetikern, die ja einen absoluten Insulinmangel haben, führt der hohe Blutzucker ohne Insulinzufuhr von außen zu einer diabetischen Ketoazidose (Übersäuerung des Blutes mit Ketonkörpern) und schließlich zum ketoazidotischen Koma.

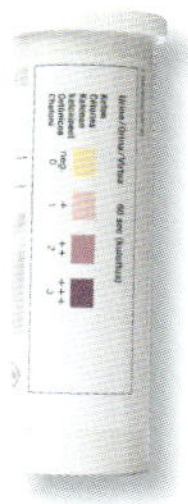

Keto-Diabur-Test:Damit testet man den Urin auf Azeton.

Typ-2-Diabetiker haben im Gegensatz zu Typ-1-Diabetikern nur einen relativen Insulinmangel – durch die Insulinresistenz (der Zucker kann nicht in die Zellen aufgenommen werden) und ungenügende Insulinproduktion zu den Mahlzeiten. Deshalb können die Blutzuckerwerte oft extrem hoch ansteigen (z. B. auf 600 – 1000 mg/dl (33,3 – 55,5 mmol/l), bis die Zeichen des beginnenden Komas auftreten (hyperosmolares Koma). Das Hauptproblem von Typ-2-Diabetikern liegt eher darin, dass sie große Mengen an Zucker so über den Urin verlieren, damit aber auch Flüssigkeit (Wasser) und Blutsalze.

Was können Diabetiker selbst tun, wenn der Blutzucker entgleist?

Zunächst einmal ist es wichtig, überhaupt an eine Entgleisung zu denken. Die typischen Beschwerden wie Müdigkeit, Appetitlosigkeit und Erbrechen sind leider so häufig – insbesondere auch bei Reisen in ferne Länder –, dass viele Patienten eher an eine Magen-Darm-Verstimmung durch eine Infektion denken als an eine beginnende Stoffwechselentgleisung. So kommt es häufig gerade bei Diabetikern zu extremen Flüssigkeitsverlusten, die unbedingt ausgeglichen werden müssen. Kommt es im

Infektion oder Entgleisung?

Bei unklaren Bauchschmerzen, Übelkeit und Erbrechen immer auch an eine Stoffwechselentgleisung denken, sofort den Urin oder das Blut auf Azeton testen sowie einen Blutzuckertest durchführen. Natürlich kann es sich auch um eine Darminfektion handeln!

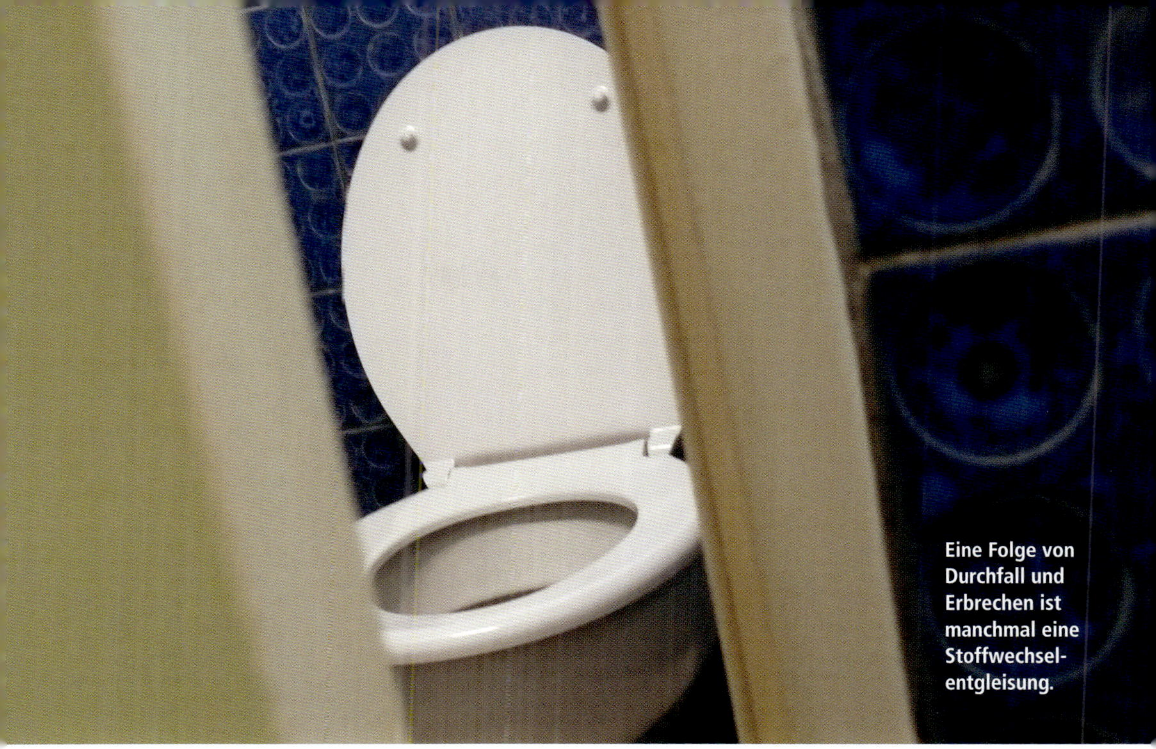

Eine Folge von Durchfall und Erbrechen ist manchmal eine Stoffwechselentgleisung.

Rahmen eines Darminfektes, verbunden mit Durchfall und Erbrechen, zu einer Stoffwechselentgleisung mit Verlust von Mineralsalzen (Elektrolyten, Blutsalzen), können im Urlaub mitgenommene Mineralkonzentrate wie z. B. Oralpädon® oder Elotrans® sehr hilfreich sein. Kann gar keine Nahrung mehr aufgenommen werden, müssen eventuell durch einen Arzt über eine Vene vor allem Blutsalze und auch Flüssigkeit ersetzt werden. In einer solchen Situation ist die engmaschige Kontrolle des Blutzuckers erforderlich, gelegentlich auch des Urins, um durch einen positiven Azetontest eine Blutzuckerentgleisung nachzuweisen.
Besonders mit Insulin behandelte Diabetiker und speziell Insulinpumpenträger müssen bei Übelkeit oder Erbrechen immer einen Azetontest durchführen, um Azeton im Blut nachzuweisen oder auszuschließen. Getestet wird entweder im Urin oder im Blut, z. B. mit dem Keto-Diabur-Test. Ist der Azetontest zwei- oder dreifach positiv, handelt es sich um eine Stoffwechselentgleisung und nicht wie zunächst vermutet um eine eventuell harmlose Darminfektion, die meistens ebenfalls mit Übelkeit, Erbrechen und Bauchschmerzen einhergeht.

Insulin und Kohlenhydrate

In einer derartigen Situation wird erfahrungsgemäß eine größere Menge an

Anzeichen einer Entgleisung

Mögliche Beschwerden bei Stoffwechselentgleisung sind:

- Müdigkeit; Schlappheit
- häufiges Wasserlassen und Durst
- Wadenkrämpfe/Muskelschwäche
- Übelkeit, Erbrechen und Bauchschmerzen (besonders bei Typ-1-Diabetikern)

Mineralkonzentrate *bzw. Elektrolytmischungen gleichen Salz- und Wasserverluste bei Durchfall aus. Es gibt sie rezeptfrei in der Apotheke.*

schnellwirkendem Insulin benötigt: Der Körper ist weniger insulinempfindlich, weil das Blut beginnt, zu übersäuern. Üblicherweise sind insulinspritzende Diabetiker geschult, wie man eine beginnende Stoffwechselentgleisung in Richtung Ketoazidose behandeln muss. Typ-1-Diabetiker wissen, dass sie bei Übelkeit und Erbrechen nie ganz auf Insulin verzichten dürfen, selbst wenn sie keine Nahrung zu sich nehmen! Auch wenn sie gar nichts essen, können sie zwar auf das Mahlzeiteninsulin, nicht jedoch auf das Basalinsulin verzichten, auch wenn sie die Basalinsulindosis eventuell reduzieren müssen. Extrem hohe Blutzuckerwerte müssen darüber hinaus zusätzlich mit Kurzzeitinsulin abgedeckt werden. Bei Übelkeit, Erbrechen und Bauchschmerzen ist es außerdem sinnvoll, möglichst leicht verdauliche Kohlenhydrate aufzunehmen (Tabelle).

Leicht verdauliche Kohlenhydrate *liefern schnell Energie, weil der Körper sie schnell verwerten kann.*

Wie reagieren Typ-2-Diabetiker, die mit Tabletten eingestellt sind?

Typ-2-Diabetiker, die mit oralen Antidiabetika (Zuckertabletten) eingestellt sind, müssen in der Regel die blutzuckersenkenden Tabletten bei Übelkeit und Erbrechen (Darminfekt) absetzen, da oft nicht klar ist, was überhaupt vom Magen aufgenommen wird. Aber auch Medikamente, die den Blutzucker nicht senken, wie Metformin, müssen wegen der Gefahr der Übersäuerung abgesetzt werden.
In einer derartigen Situation bleibt Typ-2-Diabetikern leider nur übrig, zum Arzt zu gehen, auch wenn möglicherweise der Blutzucker noch selbst bestimmt

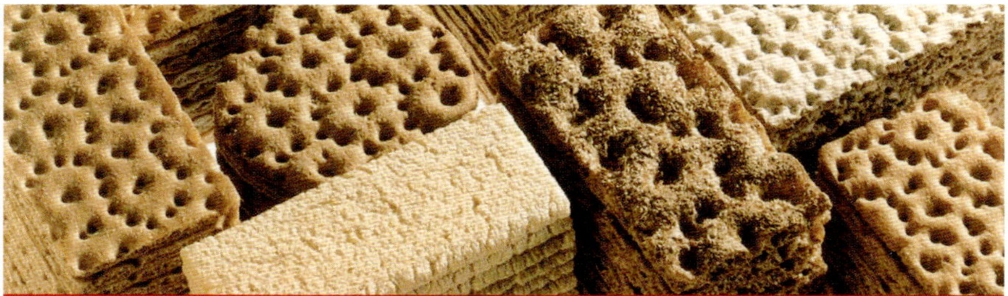

Beispiele für leicht verdauliche Kohlenhydrate

Leicht verdauliche Kohlenhydrate	1 BE enthalten in
Apfel, gerieben	1 kleiner Apfel, ca. 110 g
Banane	½ mittelgroße Banane, mit Schale, ca. 90 g
normale Cola	100 ml
Haferschleim	2 Esslöffel Haferflocken, ca. 20 g
Knäckebrot	20 g
Reis	1 kleine Tasse gekochter Reis, ca. 45 g
Salzstangen	ca. 15 Stangen
Schwarztee mit Traubenzucker	12 g Traubenzucker
Zwieback	15 g, ca. 2 Stück

Ursachen für Entgleisungen

- Fieberhafte Infekte (z. B. Magen-Darm-Infekt, grippaler Infekt etc.)
- Verzicht auf Insulin
- Ernährungsfehler (z. B. Schlemmen im Urlaub)
- Defekter Insulin-Pen – dann neuen Pen verwenden!
- Katheterverstopfung/Katheterleck bei Insulinpumpen – evtl. Katheter wechseln!

und der Urin selbst auf Azeton getestet wurde. Der Arzt kann Insulin spritzen, um den Blutzucker zu senken, falls das nötig sein sollte, und gegebenenfalls den Darminfekt behandeln.

Die Blutzuckerentgleisung entsteht bei Typ-2-Diabetikern in der Regel viel langsamer als bei Typ-1-Diabetikern. Oft entwickelt sie sich über mehrere Tage, wobei die Blutzuckerwerte auf 500 – 1 000 mg (27,7 – 55,5 mmol/l) ansteigen können. Sehr starker Durst und extrem häufiges Wasserlassen, Müdigkeit und Schlappheit stehen im Vordergrund. Übelkeit und Erbrechen sind bei Typ-2-Diabetikern eher Zeichen einer tatsächlichen Darminfektion.

Fieberhafter Infekt

Insbesondere bei zusätzlichem Fieber steigt der Blutzucker stark an. Fieber ist Stress für den Körper; es zeigen sich unter anderem hohe Adrenalinwerte. Die Gegenspieler des Insulins gewinnen die Oberhand und treiben den Blutzuckerspiegel in die Höhe, so dass oft bis zu 40 % mehr Insulin und nicht weniger benötigt wird.

Typ-1-Diabetiker sollten so geschult sein, dass sie sowohl den basalen als auch den Insulinbedarf zu den Mahlzeiten dieser veränderten Situation anpassen können. Auch Typ-2-Diabetiker, die z. B. mit einem Mischinsulin eingestellt sind, können ihren Insulinbedarf anpassen und sollten z. B. bei fieberhaften Infektionen mit hohen Blutzuckerwerten die Insulin-Tagesdosis insgesamt um etwa 20 % erhöhen. Gleichzeitig sollten sie etwas häufiger als normal ihren Blutzucker testen. Wer damit nicht klarkommt, muss unbedingt einen Arzt informieren.

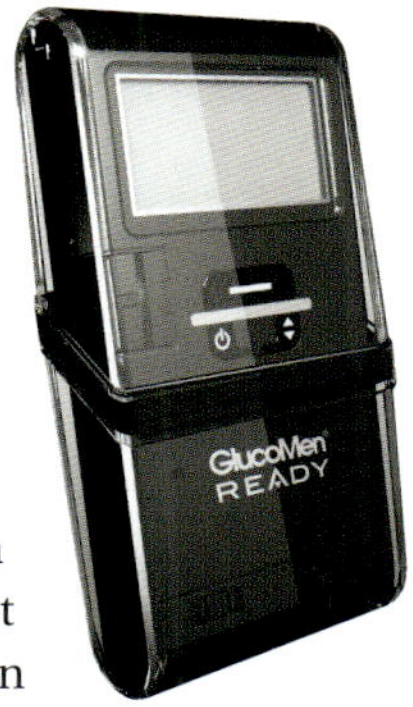

Gibt es Anzeichen für eine beginnende Stoffwechselentgleisung, sollte das Messgerät öfter zum Einsatz kommen.

Typ-2-Diabetiker sollten keinesfalls die Dosis an blutzuckersenkenden Tabletten selbstständig erhöhen – das kann gefährlich werden!

Fazit

Je besser ein Mensch mit Diabetes geschult und trainiert ist, umso besser kann er auch eine kritische Situation wie eine drohende Stoffwechselentgleisung entdecken und gegebenenfalls alleine oder aber mit Hilfe meistern. Deshalb sind nicht nur für Typ-1-Diabetiker, sondern in angemessenem Umfang auch für Typ-2-Diabetiker regelmäßige Blutzuckerkontrollen sinnvoll und notwendig.

Was tun bei Fieber, Übelkeit, Erbrechen, Durchfall?

- Blutzuckerselbstkontrollen engmaschig durchführen, aber auch den Urin auf Azeton testen, wenn eine Insulintherapie durchgeführt wird – also bei Typ-1-Diabetes und insulinbehandeltem Typ-2-Diabetes.
- Wer nichts isst, sollte trotzdem mehr und regelmäßig trinken.
- Körperliche Anstrengung vermeiden.

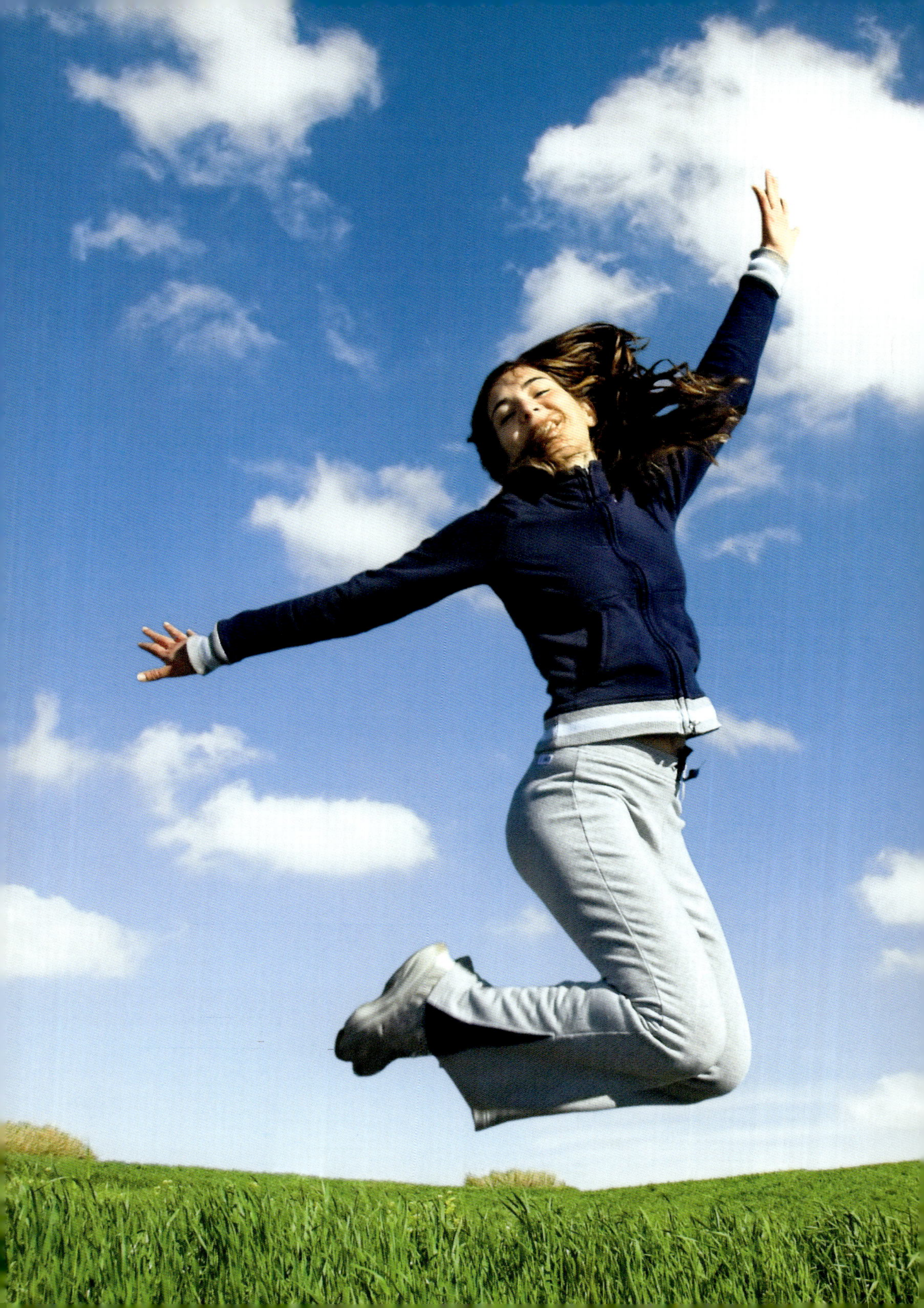

Diabetes in besonderen Lebenssituationen

Wer **Typ-1-Diabetes** hat und **Sport** treibt, sollte wissen, wie Insulin vor und nach dem Sport eingesetzt wird. Um Anpassung von Insulin und Medikamenten geht es auch, wenn Menschen mit Diabetes **verreisen** – besonders, wenn man die Zeitzone wechselt. Auch wem eine **Operation** bevorsteht, muss vorausdenken – egal, ob der Diabetes mit Insulin oder Tabletten behandelt wird. Für **sexuelle Probleme** durch den Diabetes gibt es verschiedene Lösungen – damit Sex wieder Spaß macht.

Sport bei Typ-1-Diabetes

So wird die Insulindosis angepasst

Diabetes- und Sportfibel *für alle Sportler und solche, die es noch werden wollen. Kirchheim-Verlag, 19,90 €.*

Einerseits gibt es unter Typ-1-Diabetikern immer mehr Extremsportler, die Marathon oder gar Wüstenmarathon laufen oder Triathleten sind. Andererseits gehören nicht nur Typ-2-, sondern auch Typ-1-Diabetiker zu den Stubenhockern und Sportmuffeln. Dabei verlieren mit regelmäßigem Sport nicht nur Typ-2-Diabetiker an Gewicht, die körperliche Bewegung ist auch gut für Menschen mit Typ-1-Diabetes: Sport steigert auch ihre Fitness und senkt so die Herz-Kreislauf-Sterblichkeit. Bereits 2000 kcal Energieumsatz mehr pro Woche können das Risiko für Durchblutungsstörungen des Herzens (koronare Herzerkrankung) um bis zu 60 % reduzieren.

Bei Typ-1-Diabetikern liegen insofern andere Verhältnisse vor, als es bei körperlicher Bewegung nicht wie bei Typ-2-Diabetikern primär um eine Fettreduktion geht. Gerade deshalb ist es wichtig, zu wissen, dass bei Typ-1-Diabetes durch Sport zunächst einmal das aktuelle Gleichgewicht der Blutzuckereinstellung gestört wird. Durch körperliche Belastung steigt die Konzentration vieler körpereigener Hormone an, die gegen das Insulin gerichtet sind, insbesondere handelt es sich dabei um Hormone der Nebenniere. Diese Hormone bewirken, dass die Muskulatur mehr Zucker aufnehmen und auch verbrauchen kann. Außerdem steigt durch die Zuckerneubildung aus Eiweiß sowie auch durch die vermehrte Ausschüttung aus der Leber der Blutzucker an.

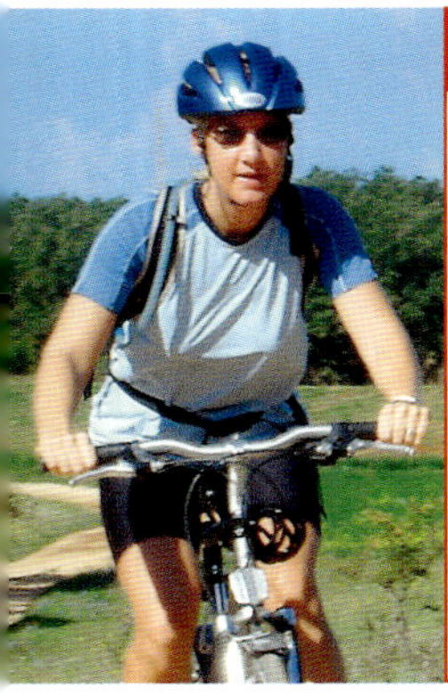

Wirkung des Ausdauertrainings

- Stärkung des Herz-Kreislauf-Systems
- Steigerung der Insulinempfindlichkeit
- Senkung des Blutzuckers
- Einsparung von Insulin
- Aufbau von Muskeln
- Gewichtsreduktion

Falls erforderlich:

- Senkung der Blutfettwerte
- Verbesserung der Geschicklichkeit und Ausdauer

Den Insulinspareffekt nutzen

Die Zuckerneubildung aus Eiweiß nennt man Glukoneogenese, den Speicherzucker Glykogen. Genau wie bei Typ-2-Diabetikern nimmt durch körperliche Aktivität die Insulinempfindlichkeit der Muskulatur zu: Auf Dauer können Typ-1-Diabetiker bei regelmäßigem Ausdauersport die Gesamt-Insulinmenge reduzieren, die sie spritzen müssen. Das nennt man Insulinspareffekt. Dass die Insulinempfindlichkeit beim Sport

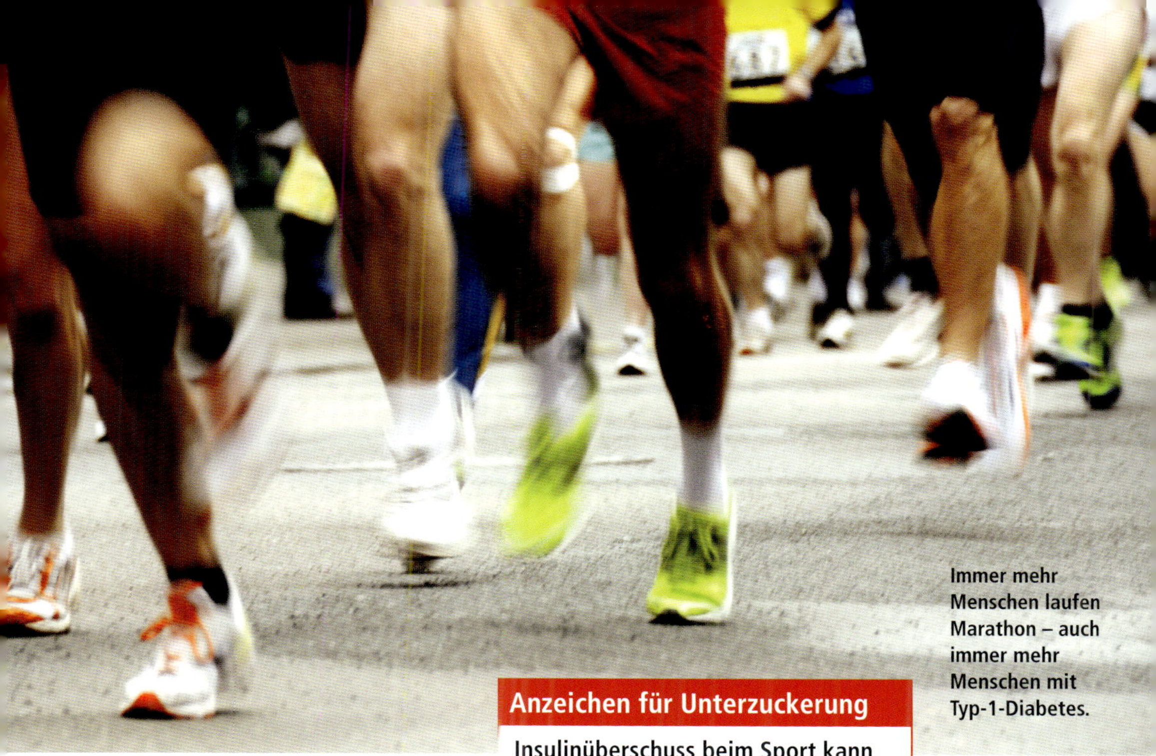

Immer mehr Menschen laufen Marathon – auch immer mehr Menschen mit Typ-1-Diabetes.

unmittelbar zunimmt, merken Typ-1-Diabetiker daran, dass sie dann unterzuckern, wenn nicht schon vorher die Menge des zu spritzenden Insulins reduziert wurde (Hypo-Gefahr). Anzeichen für eine Hypoglykämie (Unterzuckerung) finden Sie in der Tabelle rechts.

Anzeichen für Unterzuckerung

Insulinüberschuss beim Sport kann zur Unterzuckerung führen. Anzeichen dafür können sein:

- Schweißausbruch
- Verwirrtheit
- Schwäche
- Schwindel
- evtl. Krämpfe
- auch Müdigkeit und Erschöpfung können Unterzuckerungszeichen sein!

Wenn der Blutzucker zu hoch ist ...

Andererseits lernt auch jeder Mensch mit Typ-1-Diabetes: Liegt der Blutzucker vor dem Sport über 250 mg/dl (14 mmol/l), muss unbedingt der Urin auf Azeton getestet werden. Ist der Test zweifach positiv, besteht ein echter Insulinmangel, und es darf zunächst kein Sport betrieben werden. Zunächst sollte man dann eine kleine Menge Insulin spritzen, bis sich der Blutzucker wieder in einem akzeptablen Bereich um etwa 180 mg/dl/10 mmol/l befindet und kein Azeton mehr im Urin nachweisbar ist.

Ohne Insulingaben würde der Blutzucker beim Sport wahrscheinlich in Richtung Koma entgleisen (Insulinmangel!). Deshalb sollte man bei erhöhten Blutzuckerwerten vor dem Sport über 250 mg/dl/14 mmol/l immer auf Azeton testen!

Merke: Sport wirkt nach!

Insulin vor dem Sport reduzieren

Vor dem Sport sollte man die Insulindosis je nach geplanter Dauer um 30 bis 50 % reduzieren. Gleichzeitig sollte man mehr Kohlenhydrate vor, während und auch nach dem Sport essen (Sport-BE).

Sport und Blutzuckerverlauf

Faktoren, die den Blutzuckerverlauf während einer körperlichen Belastung beeinflussen:

1. Intensität und Dauer der Muskelarbeit
2. Tageszeit der Muskelarbeit
3. Gewöhnung an die konkrete Muskelarbeit und allgemeiner Trainingszustand
4. psychischer Stress beim Sport (z. B. Wettkampf)
5. langfristige Stoffwechsellage
6. Blutzucker zu Beginn der Belastung
7. Zeitpunkt und Menge der letzten Kohlenhydrataufnahme
8. Zeitpunkt der letzten Nahrungsaufnahme
9. Insulinart und -menge

Auch noch lange nach dem Sport, z. B. in der Nacht oder am späten Morgen des folgenden Tages, kann es zu Spätunterzuckerungen kommen. Die Leber füllt ihren Zuckervorrat wieder auf, den sie während des Sports zur Verfügung gestellt hat, dadurch sinkt der Blutzucker ab. Deshalb sollte man auch das Basalinsulin zur Nacht (Bed-time-Insulin) reduzieren, wenn man am späten Nachmittag oder Abend Sport getrieben hat. Außerdem sollten weitere Zusatz-BE vor dem Schlafengehen gegessen werden, auch wenn der Blutzucker normal ist. Gegebenenfalls sollte auch nachts der Blutzucker kontrolliert werden.

Wie Typ-1-Diabetiker vom Sport profitieren

Fett wird beim Menschen nicht nur in Form des Bauchfetts (viszerales Fett) oder als Unterhautfettgewebe (subkutanes Fett) gespeichert, sondern auch in der Skelettmuskulatur, z. B. am Oberschenkel, der Wadenmuskulatur oder auch am Oberarm. Dies scheint insbesondere auch bei Typ-1-Diabetikern von Bedeutung zu sein: Untersuchungen haben gezeigt, dass durch regelmäßigen Ausdauersport die sogenannte „muskuläre Insulinresistenz" behoben werden kann, so kann auch die Zuckeraufnahme in die Muskulatur deutlich gesteigert werden. Durch regelmäßigen Ausdauersport können also auch Typ-1-Diabetiker Fett abbauen und ihre Insulinempfindlichkeit extrem steigern;

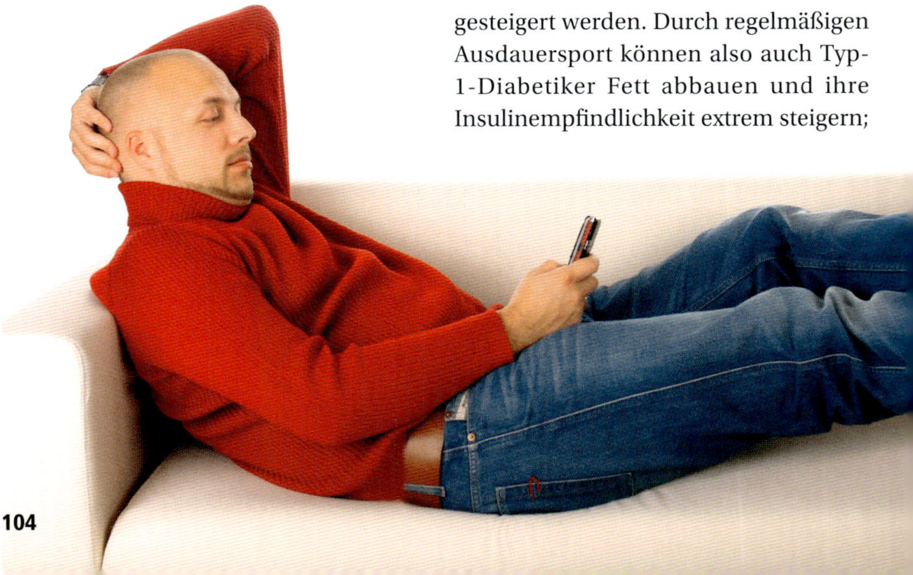

Ruhige Kugeln: Die Deutschen werden mehr und mehr bequem – das gilt natürlich auch für Typ-1- und Typ-2-Diabetiker.

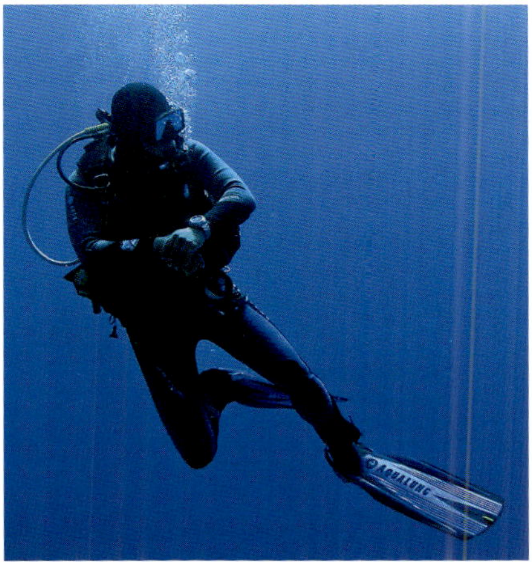

Gefährliche Sportarten sind heute auch für Typ-1-Diabetiker möglich. Voraussetzungen: gute Vorbereitung und Vorsichtsmaßnahmen.

so können sie langfristig die Gesamt-Insulindosis reduzieren.

Sport schützt auch das Herz

Da insbesondere Typ-1-Diabetiker mit Mikroalbuminurie (Spuren von Eiweiß im Urin) in einer Größenordnung um 25 % Zeichen einer Durchblutungsstörung der Herzkranzgefäße (koronare Herzkrankheit, KHK) haben können, obwohl die Blutwerte normal sind und es auch sonst noch keine Folgeschäden gibt, ist regelmäßiger Ausdauersport auch deshalb sehr zu empfehlen. Menschen mit Typ-1-Diabetes, die regelmäßig Sport treiben, sind deshalb nicht nur fitter als andere, sie senken damit auch ihr Risiko, Schäden am Herz-Kreislauf-System (Infarkt, Schlaganfall, pAVK) zu entwickeln.

Infos über Sport bei Diabetes

IDAA Deutschland
c/o Norbert Bastiné
Mühlweg 5, 61206 Wöllstadt
E-Mail: info@idaa.de
www.idaa.de

Fazit

Damit Sport auch langfristig Spaß macht, sollte man anfangs nicht übertreiben. Und bevor man mit Extremsport beginnt, sollte man sich von einem Arzt untersuchen lassen und die Risiken beachten. Andererseits sind heute auch potenziell gefährliche Sportarten wie Boxen, Karate oder auch Tauchen für Menschen mit Typ-1-Diabetes möglich – natürlich mit entsprechender Vorbereitung und Beachtung von Vorsichtsmaßnahmen. Ziehen Sie sowohl Ihren Arzt als auch einen in der Sportart erfahrenen Diabetiker zu Rate. Informationen gibt es zum Beispiel von der IDAA, der International Diabetic Athletes Association.

Medikamente und Insulin auf Reisen anpassen

Mit Diabetes weltweit unbeschwert unterwegs

Dosisanpassung von Insulin/Diabetes-Medikamenten

Da es keine Patentlösung im Sinne einer „Bedienungsanleitung" für die Dosisanpassung von blutzuckersenkenden Tabletten bzw. Insulin gibt, müssen Sie im Urlaub meist noch häufiger als im Alltag Ihren Blutzucker testen, gegebenenfalls auch den Urin auf Azeton.

Damit Sie im Notfall, z. B. bei einer Unterzuckerung oder aber auch bei einer Stoffwechselentgleisung (beginnendes diabetisches Koma), richtig reagieren können, müssen Sie verschiedene Utensilien unbedingt dabei haben, am besten in größeren Mengen als normalerweise.

Diabetiker-Reiseausweis
Praktisch: Der Ausweis zeigt in 25 Sprachen, wie man Diabetikern in Notfällen hilft. Kirchheim-Verlag, 2,60 €.

Zeitverschiebung beachten

Planen Sie eine längere Flugreise, sollten Sie die konkrete Insulin- oder Medikamentenanpassung mit Ihrem Hausarzt oder Diabetologen/Diabetesassistentin/-beraterin besprechen – besonders, wenn Sie mehrere Zeitzonen überfliegen.

Auch während des Fluges sollte in der Regel spätestens alle 3 Stunden der Blutzucker gemessen werden. Nehmen Sie Zwischenmahlzeiten mit (unabhängig von den an Bord servierten Mahlzeiten), aber bedenken Sie, dass Sie sich kaum bewegen.

Das Insulin müssen Sie im Handgepäck transportieren – im Frachtraum

Diabetesausrüstung auf Reisen

- Blutzuckermesssystem (Temperatur am Zielort beachten!) mit Ersatzbatterie
- zur Sicherheit die doppelte Menge an Blutzuckermessstreifen
- Stechhilfe mit Lanzetten (mehr als gewöhnlich erforderlich)
- Blutzuckertagebuch
- ausreichende Menge an blutzuckersenkenden Tabletten bzw. Insulin
- genügend Insulinspritzen bzw. Pens (mehr als üblicherweise nötig!) und entsprechende Zahl an Kanülen
- Zwischenmahlzeiten/Reserve-BE
- Azeton-Teststreifen
- Traubenzucker
- gegebenenfalls Glukagon (bei Unterzuckerungen)

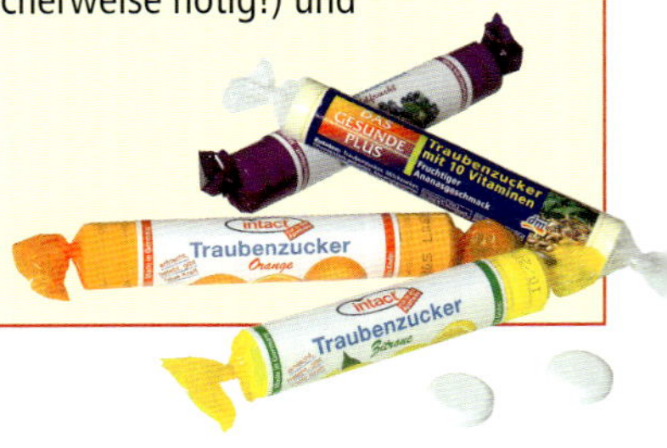

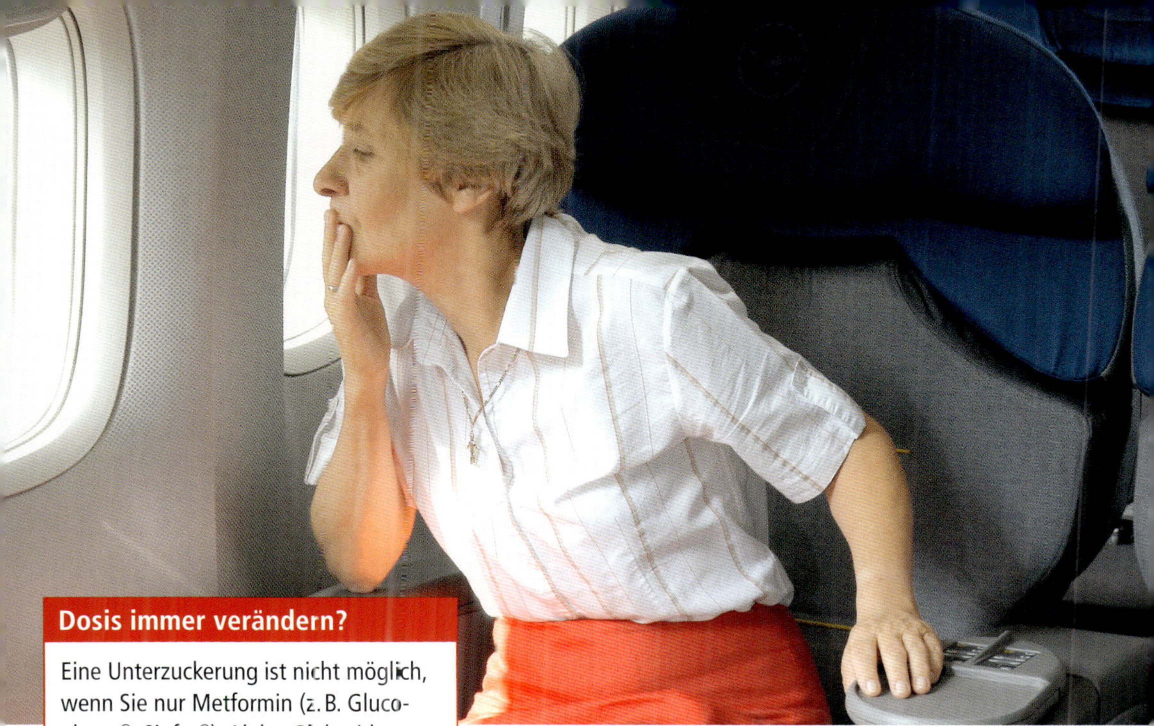

Dosis immer verändern?

Eine Unterzuckerung ist nicht möglich, wenn Sie nur Metformin (z. B. Glucophage®, Siofor®), Alpha-Glukosidase-Hemmer (z. B. Glucobay®) oder auch die DPP-4-Hemmer (z. B. Januvia®, Galvus®) einnehmen; deshalb müssen Sie die Dosis auch nicht verändern.

des Flugzeuges kann es gefrieren. Deshalb empfiehlt es sich, eine ärztliche Bescheinigung mitzunehmen, die bestätigt, dass Sie insulinpflichtiger bzw. tablettenpflichtiger Diabetiker sind, der für seine Diabetestherapie z. B. Insulin-Ampullen, Pens, Pumpe, Kanülen etc. braucht.

Orale Antidiabetika und Zeitverschiebung

Wie muss man orale Antidiabetika („Zuckertabletten"), die zu einer Unterzuckerung führen könnten, an die Zeitverschiebung anpassen?

1. ***Sulfonylharnstoffe (z. B. Glibenclamid, Glimepirid)***
   Bei Sulfonylharnstoffen ist bei einer Zeitverschiebung von etwa 2 – 4 Stunden und einem Flug nach Ost oder West in der Regel keine Anpassung erforderlich. Da beim Flug von Ost nach West der Tag jedoch länger wird, ist bei einer Zeitverschiebung von 6 – 8 Stunden etwa ¼ bis ⅓ mehr an Tablettenmenge nötig. Umgekehrt ist bei einem Flug von West nach Ost der Bedarf um ¼ bis ⅓ geringer, da der Tag ja verkürzt wird.
2. ***Glinide (NovoNorm®, Starlix®)***
   Einnahme wie auch sonst üblich, unmittelbar vor jeder Hauptmahlzeit.
3. ***Alpha-Glukosidase-Hemmer***
   Einnahme unmittelbar mit dem ersten Bissen einer Hauptmahlzeit.

Insulintherapie und Zeitverschiebung

Insulinanpassung bei Langstreckenflügen

Grundsätzlich gilt bei Flügen von Ost nach West: Der Tag wird länger. Insge-

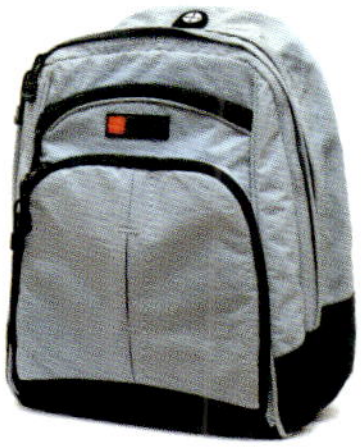

Insulin gehört ins Handgepäck – im Frachtraum des Flugzeuges kann es gefrieren. Lassen Sie sich vom Arzt bescheinigen, dass Sie Insulin und andere Utensilien für Ihre Therapie immer mit sich führen müssen.

samt wird der Insulinbedarf also größer. Bei Flügen von West nach Ost wird der Tag kürzer. Der Insulinbedarf sinkt!
Der Blutzucker sollte etwa alle 3 Stunden gemessen werden, nachts noch häufiger – wenn nötig wecken lassen!

Konventionelle Insulintherapie (Mischinsulin, z. B. 25/75)

Bei Flügen von Ost nach West mit Verlängerung des Tages muss bei einer Zeitverschiebung von 2 – 4 Stunden die Dosis nicht geändert werden. Bei einer Zeitverschiebung von 4 – 6 Stunden sollte die Dosis um etwa 10 – 15 %, bei einer Zeitverschiebung um mehr als 6 – 8 Stunden um etwa 25 % erhöht werden. Sinnvoller ist es jedoch, Normalinsulin/Kurzzeit-Analoginsulin zu benutzen, um damit die „Insulinlücke" zu füllen (siehe Grafik rechts oben). Bei Flügen von West nach Ost, bei denen der Tag verkürzt wird und der Insulinbedarf somit sinkt, ist bei einer Zeitverkürzung um 2 – 4 Stunden in der Regel keine Anpassung erforderlich, bei einer Zeitverschiebung zwischen 4 und 6 Stunden sollte die Insulindosis um ⅛ (ca. 10 %), bei 6 – 8 Stunden um ¼ – ⅓ gekürzt werden. Eine eventuelle Korrektur ist in der Regel nur mit Normalinsulin/Kurzzeit-Analoginsulin möglich und sinnvoll.

Mehr zu Flugreisen

z. B. hier: www.diabetes-world.net („Lebenssituationen"). Vordrucke für die ärztliche Bescheinigung zum Herunterladen!

Beispiel Ost-West-Flug

Konventionelle Therapie

Frankfurt/Main – New York
Der Tag verlängert sich um 6 Stunden.

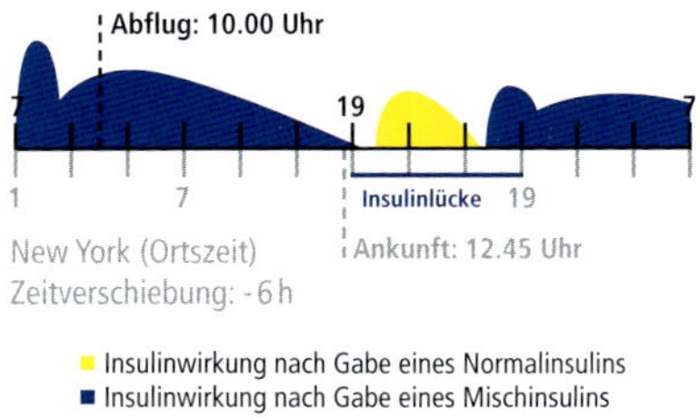

ICT (Intensivierte Insulintherapie/Basis-Bolus-Prinzip)

Bei einem Flug von Ost nach West und einer Zeitverschiebung von 2 – 4 Stunden muss die Dosis in der Regel nicht geändert werden. Bei mehr als 4 – 8 Stunden sollte der erhöhte Insulinbedarf mit Normalinsulin/Kurzzeit-Analoginsulin gedeckt werden, die bisherige Basalinsulindosis wird beibehalten.
Bei Flügen von West nach Ost wird der Tag kürzer und der Insulinbedarf sinkt. Bei einer Zeitverschiebung zwischen 2 und 4 Stunden ist in der Regel wiederum keine Dosisanpassung erforderlich. Bei Flügen mit einer Zeitverschiebung von mindestens 4 – 8 Stunden müssen Sie anpassen. Dabei

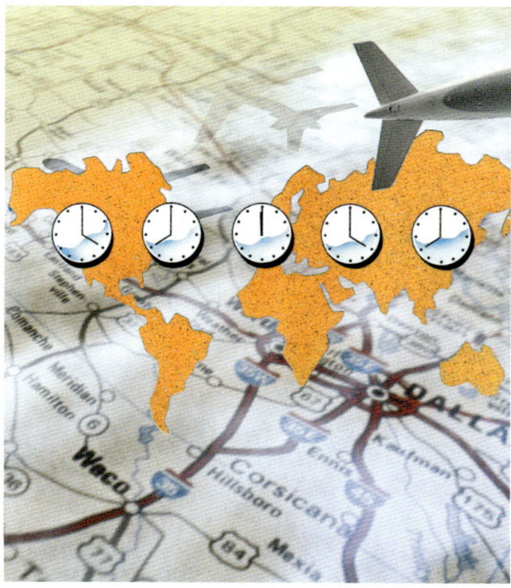

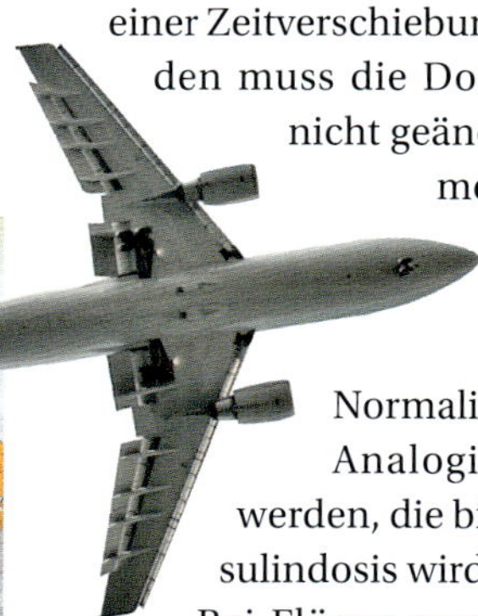

Wechselt man die Zeitzone, muss man die Insulin- und evtl. auch die Therapie mit Tabletten anpassen.

bleibt die Basaldosis erhalten, die Anpassung an den aktuellen Blutzuckerwert erfolgt mit Normalinsulin/Kurzzeit-Analoginsulin etwa alle 3 Stunden. Als Korrekturfaktoren nehmen Sie Ihre individuellen, von der Tageszeit abhängigen Faktoren von zu Hause.

Pumpentherapie

Die Anpassung erfolgt wie bei der ICT: entsprechend einer Tageszeitverlängerung oder -verkürzung mittels Normalinsulin/Kurzzeit-Analoginsulin etwa alle 3 Stunden nach Ihrem individuellen Korrektur- und Anpassungsfaktor.
Am Zielort angekommen, stellen Sie die Insulinpumpe auf die aktuelle Zeit um. Jetzt pumpt die Pumpe das Basalinsulin (Basalrate) entsprechend der neu eingegebenen Zeit.

Fazit

Insbesondere für Patienten mit konventioneller Insulintherapie, die viel reisen, ist es ratsam, eine intensivierte Insulintherapie (ICT) zu erlernen. Denn nur mit der ICT kann man den basalen Insulinbedarf vom Mahlzeiten-Insulinbedarf/Korrekturbedarf trennen. Eine gute Insulinanpassung während eines langen Fluges ist mit einer konventionellen Insulintherapie nicht gut möglich; leicht erhöhte Blutzuckerwerte müssen so oft in Kauf genommen werden. Um Unterzuckerungen zu vermeiden, sollte der Blutzucker trotzdem häufig gemessen werden.
Wer regelmäßig oder auch viel reist, sollte bezüglich einer Medikamentenanpassung vorher ausführlich beraten werden – dies ist auf jeden Fall Aufgabe eines/einer Diabetologen/Diabetesassistenten/Diabetesberaterin. Diese verfügen über die nötigen Erfahrungen und können auch auf die Erfahrungen vieler anderer Patienten zurückgreifen. So sorgen Arzt, Assistentin und/oder Beraterin dafür, dass Sie sicher reisen können. Lassen Sie sich rechtzeitig beraten!

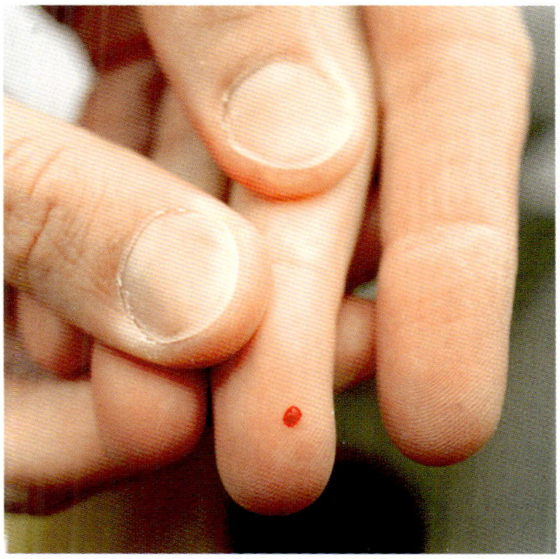

Auf Reisen sollte man unbedingt häufiger den Blutzucker testen als zu Hause.

Risikosituation Operation

Ärzte-Kooperation minimiert die Gefahr

***12,6 Millionen Operationen** werden jährlich in Deutschland durchgeführt. Weltweit sind es 234,2 Millionen pro Jahr (Quelle: WHO).*

Jede Operation ist eine Stresssituation für den menschlichen Körper. Mit zunehmendem Alter steigt die Wahrscheinlichkeit, sich einer Operation unterziehen zu müssen; und insbesondere im Alter muss eine Operation sorgfältig geplant und das Risiko gegenüber dem Nutzen abgewogen werden. Für Menschen mit Diabetes besteht durch den Operationsstress grundsätzlich die Gefahr, dass der Stoffwechsel entgleist. Vor allem Diabetiker, die Insulin spritzen, müssen direkt vor und während der Operation mit einem erhöhten Insulinbedarf rechnen. Blutzuckerwirksame Tabletten hingegen (z. B. Glinide, Sulfonylharnstoffe) müssen meistens vor der Operation abgesetzt und bei Bedarf durch Insulin ersetzt werden. Aber auch andere Medikamente wie z. B. die Biguanide (Glucophage®, Mediabet®, Siofor®) müssen etwa zwei Tage vor der Operation abgesetzt werden, weil die Gefahr einer Azidose besteht, das Blut also übersäuern könnte.

Außerdem haben wir in den letzten Jahren lernen müssen, dass das Operationsrisiko selbst aufgrund erhöhter Blutzuckerwerte drastisch erhöht ist, und dies gilt auch für das Risiko nach der Operation (z. B. durch Thrombosen oder Embolien). Auch das Infektionsrisiko ist generell höher einzustufen als bei Nicht-Diabetikern.

Woran Sie vor Operationen denken müssen

Folgende Punkte sollten auf jeden Fall beachtet werden, wenn eine Operation ansteht:

- In Absprache mit Ihrem Hausarzt oder Diabetologen müssen eventuell vor der Operation bestimmte Medikamente rechtzeitig abgesetzt werden (z. B. Metformin, gerinnungshemmende Medikamente wie Aspirin®/Clopidogrel, eventuell auch blutzuckersenkende Tabletten).
- Bringen Sie bitte „Ihr" Insulin, ausreichend Blutzuckerteststreifen für Ihr Blutzuckermessgerät, Stechhilfe und Lanzetten, Blutzuckertagebuch etc. mit in die Klinik.
- Blutzuckerprotokolle, Diabetikerpass und eventuell schriftliche Anpassungsregeln, gegebenenfalls auch wichtige Facharztbefunde sollten Sie mit ins Krankenhaus nehmen und dem behandelnden Arzt vorlegen.

Mit dem Anästhesisten sprechen

Bei älteren Menschen mit Diabetes ist die Wahrscheinlichkeit größer, dass bereits Diabetes-Folgeschäden bestehen. Deshalb müssen ältere Diabetiker vor, während und nach einer Operation besonders aufmerksam beobachtet werden. So ist bei einer „autonomen

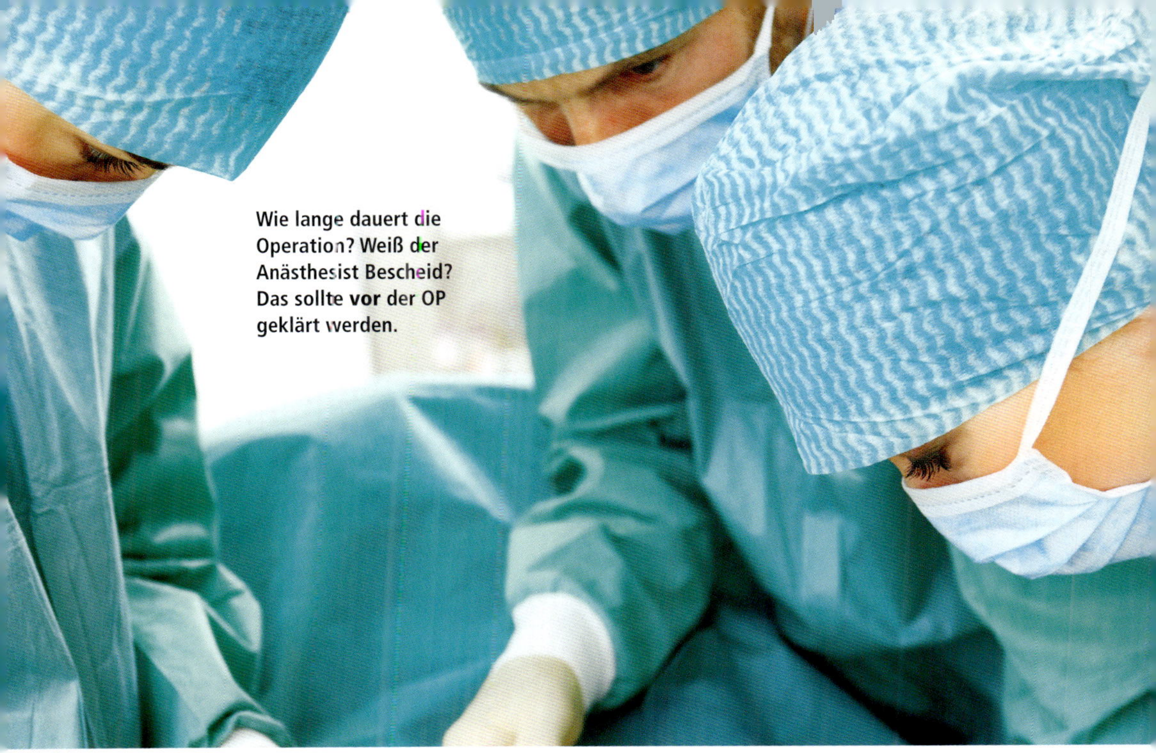

Wie lange dauert die Operation? Weiß der Anästhesist Bescheid? Das sollte vor der OP geklärt werden.

Neuropathie" des Magens dieser häufig noch mit Nahrungsresten gefüllt, obwohl der Patient angibt, nüchtern zu sein. Die Nahrungsreste könnten in die Luftröhre gelangen, wenn der Anästhesist versucht, den Patienten zu beatmen. Deshalb ist das Gespräch mit dem Anästhesisten vor einer geplanten Operation

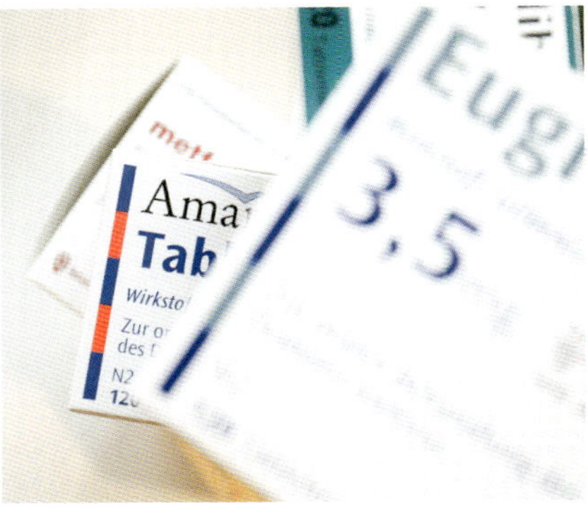

Blutzuckerwirksame Tabletten müssen vor einer Operation meistens abgesetzt und eventuell durch Insulin ersetzt werden.

für einen Diabetiker besonders wichtig. Der Anästhesist muss ausführlich darüber informiert werden, welche Diabetes-Folgeschäden der Patient hat.

Wie der Stoffwechsel bei Diabetikern vor, während und nach einer Operation geführt wird, orientiert sich insbesondere an der Schwere (Länge) des Eingriffs. Kleinere Eingriffe, die in örtlicher Betäubung durchgeführt werden können, z. B. Nagelextraktionen, müssen in dieser Hinsicht nicht besonders vorbereitet werden; die Insulintherapie muss nicht geändert werden.

Obgleich es sinnvoll wäre, Patienten mit Diabetes vor größeren Operationen nicht erst am Tag der Operation aufzunehmen, sondern bereits 2 bis 3 Tage vor dem geplanten Eingriff, ist das heute wegen der angespannten Finanzsituation oft nicht mehr möglich. Umso wichtiger erscheint es daher, dass vor geplanten größeren Operationen der be-

Infolge des Operationsstresses können die empfohlenen Insulindosen individuell auch deutlich höher liegen!

treuende Hausarzt/Diabetologe und die zuständigen Ärzte in der Klinik schon in Kontakt stehen.

Vor der OP: Blutzuckerwerte möglichst im Normalbereich

Die Blutzuckerwerte von mit Insulin behandelten Diabetikern sollten während und nach der Operation im Idealfall „normoglykämisch" sein, das heißt im Bereich zwischen 80 – 120 mg/dl (4,4 – 6,7 mmol/l) eingestellt werden. Große Studien belegen, dass sich dadurch die Sterblichkeit z. B. von chirurgischen Intensivpatienten drastisch senken lässt.

Das Herz-Kreislauf-System insbesondere von Patienten mit Folgeschäden am Nervensystem (autonome Neuropathie) ist während einer Operation gefährdet – vorkommen kann z. B. ein Blutdruckabfall. Deshalb sollte eine Operation in Vollnarkose nur stationär durchgeführt werden.

Fazit

Da die Risiken durch eine schlechte Blutzuckereinstellung während und nach einer Operation für einen Diabetiker erheblich sind, gilt es, diese Risiken durch eine enge Kooperation der Be-

Vorgehen bei leichten, mittelschweren und schweren Operationen

Bei leichteren Operationen und kleineren diagnostischen Eingriffen (½ bis 2 Stunden, auf jeden Fall unter 4 Stunden), z. B. einer Nagelextraktion oder Schrittmacherimplantation, sowie bei **mittelschweren Operationen** (Dauer etwa 4 – 6 Stunden) wird folgendes Vorgehen empfohlen:
Beispiel Operation morgens: Sie bleiben nüchtern und essen kein Frühstück. Sie sollten etwa 30 – 50 % Ihrer üblichen Gesamtinsulindosis (Basal- und Normalinsulin) am Morgen als Verzögerungsinsulin injizieren. Während der Operation und danach brauchen Sie eine Glukoseinfusion. Regelmäßige Glukosekontrollen vor und während der Operation sowie danach sind

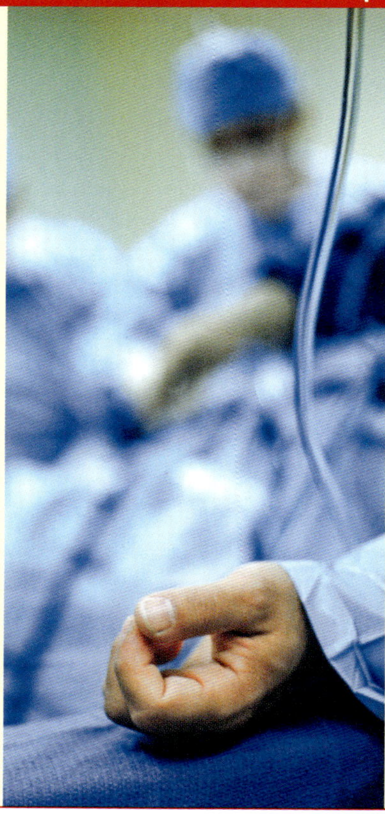

erforderlich. Ist die Operation nachmittags, muss der genaue Ablauf vorher besprochen werden!

Bei schweren Operationen (z. B. Amputationen, größeren Magen-/Darmoperationen mit Beatmung) wird folgendes Vorgehen empfohlen:
Bei schweren Operationen mit anschließender Ernährung über eine Magensonde oder Vene für mehrere Tage muss die Insulintherapie komplett auf eine Insulininfusionsbehandlung umgestellt werden, gleichzeitig muss Glukose über die Vene gegeben werden. Regelmäßige Blutzuckerkontrollen inklusive der Insulindosisanpassung sind selbstverständlich erforderlich.

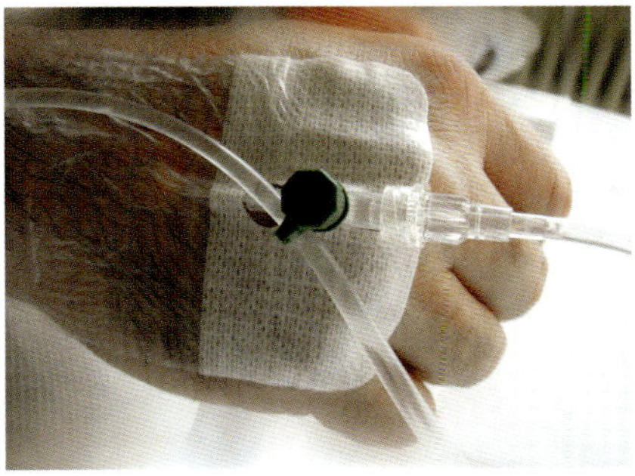

Bei schweren Operationen: Die Insulintherapie muss auf eine Insulininfusionsbehandlung umgestellt werden.

teiligten zu minimieren. So sollte z. B. auch die Art der Narkose anhand des individuellen Risikoprofils eines Patienten im Vorfeld abgesprochen werden – mit dem behandelnden Anästhesisten und gegebenenfalls auch mit dem Chirurgen. Eine enge Kooperation Ihres Hausarztes bzw. Ihres Diabetologen mit der betreuenden Einrichtung ist dabei sicher äußerst förderlich.

Diabetes und Sexualität

Wieder Spaß am Sex

Noch mehr zum Thema *finden Sie unter www.diabetes-psychologie.de, der Seite der DDG-Arbeitsgemeinschaft Diabetes & Psychologie.*

Ein erfülltes Sexual- und Liebesleben ist für die meisten Menschen ein wesentlicher Teil ihres Lebens und einer partnerschaftlichen Beziehung.
Wenn irgendwann im Leben eines Mannes erste Schwierigkeiten bei der Erektion seines Penis auftreten, kann dies oft an Überlastung im Beruf, Stress, schlechter Stimmung oder auch Müdigkeit liegen. Passiert das häufiger, zweifeln Männer oft an sich selbst, und das Selbstwertgefühl sinkt. Denn für uns Männer gilt doch häufig noch: „Ein Mann kann immer!“, und „potent sein“ ist quasi ein Markenzeichen.

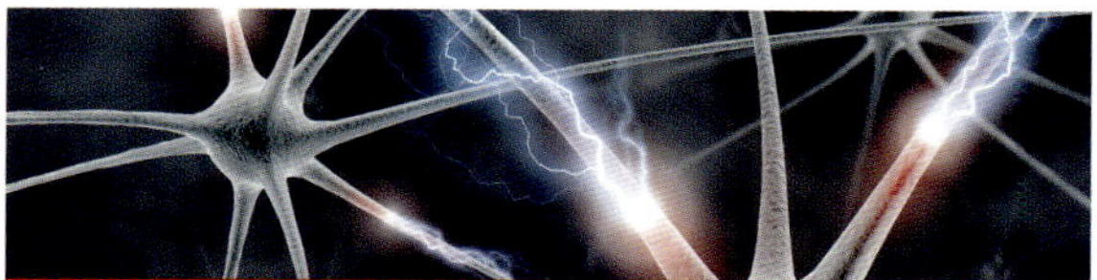

Körperliche Ursachen für Sexualstörungen

- Schäden an den Blutgefäßen (z. B. an Scheide, Schamlippen, Penis)
- Diabetes selbst (Mikro- und Makroangiopathie)
- Schäden des Nervensystems (z. B. diabetische Neuropathie)
- hormonelle Störungen (z. B. Testosteronmangel)
- operative Eingriffe (z. B. Prostata-Operation)
- Unfälle
- chronische Erkrankungen (z. B. Multiple Sklerose, Parkinsonsche Krankheit, chronische Lungenerkrankungen)
- Nebenwirkungen von Medikamenten (z. B. einiger Bluthochdruckmittel, Schmerzmittel etc.)
- Risikofaktor Lebensstil (Rauchen, wenig Bewegung, Alkohol)

Diabetiker häufig betroffen

Tatsächlich sind Sexualstörungen bei Diabetikern sehr häufig, insbesondere Erektionsstörungen. Nur zu 70 % haben diese Probleme organische Ursachen, z. B. durch Durchblutungsstörungen, durch Gefäßverengungen im Beckenbereich bedingt durch arteriosklerotische Plaques (Makroangiopathie) oder durch Nervenschädigungen im Sinne einer Mikroangiopathie (also Schäden an den Nerven der Geschlechtsorgane durch zu hohen Zucker). In etwa 30 % der Fälle spielt die Psyche eine entscheidende Rolle: Sexuelle Probleme können auch „hausgemacht“ sein, beispielsweise durch Leistungs- oder Versagensangst. Denn wenn es einmal nicht geklappt hat, führt die Angst, zu versagen, häufig dazu, dass danach alle sexuellen Kontakte vermieden werden, leider oft auch Zärtlichkeiten. So können sich die Partner über die Jahre immer mehr entfremden.

Auch Frauen haben Probleme

Über viele Jahre und Jahrzehnte war die Sexualität von Frauen und deren

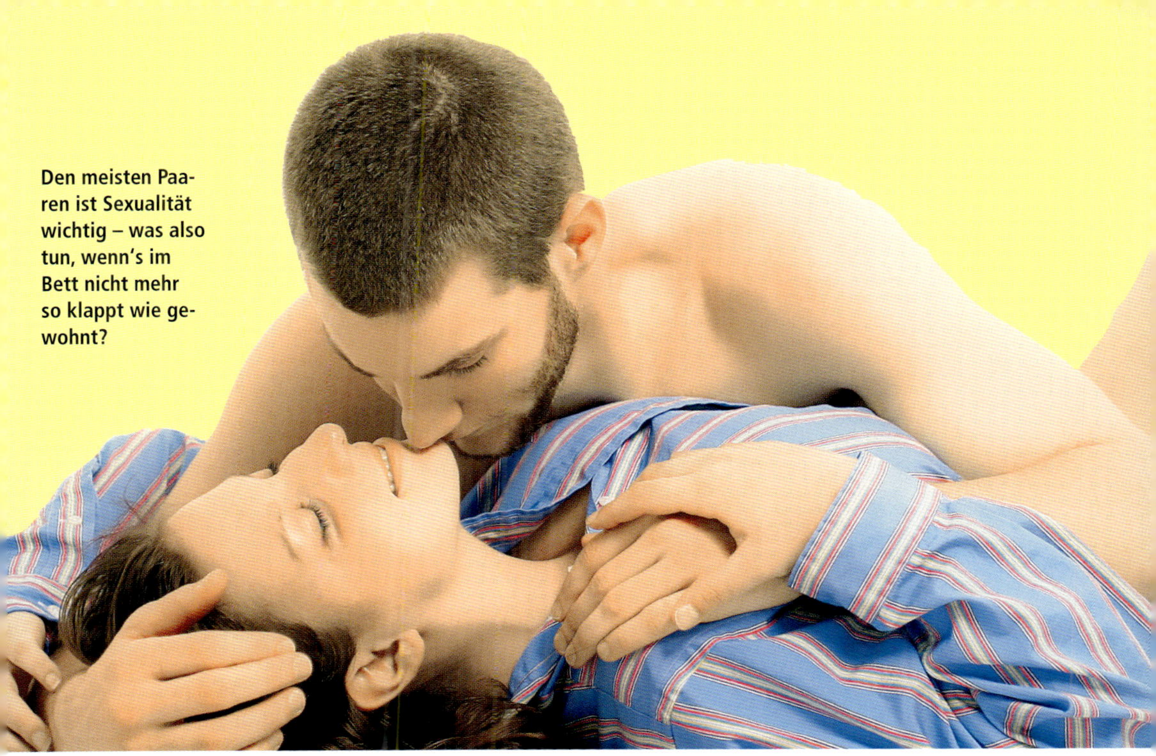

Den meisten Paaren ist Sexualität wichtig – was also tun, wenn's im Bett nicht mehr so klappt wie gewohnt?

Störung quasi tabu. Heute wird immer mehr offensichtlich, dass auch Frauen mit Diabetes unter sexuellen Störungen leiden, die jedoch aus anatomischen Gründen nicht gleich so auffallen wie z. B. eine Erektionsstörung beim Mann. Denn im Gegensatz dazu ist Geschlechtsverkehr zwar grundsätzlich möglich, jedoch häufig verbunden mit Schmerzen vor, während und auch nach dem Geschlechtsverkehr. Der Grund für die Schmerzen: Die Scheide wird gar nicht feucht oder nicht feucht genug.
Im Extremfall kommt es gar nicht zum Geschlechtsverkehr, weil die Lust (Libido) darauf fehlt. Grundsätzlich läuft die sexuelle Erregungsübertragung beim weiblichen Geschlechtsorgan (Genitale) genauso ab wie beim Mann und unterliegt denselben Mechanismen. Leider sprechen viele Frauen meist noch seltener als Männer über ihre Probleme. Das ist umso bedauernswerter, als nicht nur organische Ursachen, sondern häufig auch Depressionen, depressive Störungen oder auch hormonelle Veränderungen eine große Rolle spielen.

Psychologische Ursachen

- Versagensängste
- Beziehungsprobleme
- Depressionen
- Stress

Sexualität im Alter

Auch fortgeschrittenes Alter ist kein Grund, sexuelle Störungen nicht zu behandeln. Denn für eine befriedigende Sexualität gibt es keine Altersgrenze. Die Häufigkeit sexueller Kontakte nimmt zwar mit dem Alter meistens ab; es zeigt sich auch eine Verschiebung vom Geschlechtsverkehr hin zu anderen zärtlichen sexuellen Kontakten.

Infos für Frauen *gibt es z. B. unter www.isg-info.de. Auch gut: www.lust-und-menopause.de (Seite der Firma Procter & Gamble).*

Was kann bei sexuellen Störungen helfen?

Für die Frau	Für den Mann
• Behandlung von Infektionen	• Tabletten (z. B. Viagra®, Levitra®, Cialis®)
• Hormonbehandlung (Scheidentrockenheit)	• Vakuumpumpe
• Gleitgels	• Schwellkörper-Injektion (SKAT)
• Tabletten mit verschiedenen Wirkstoffen sind in Erprobung (u. a. Testosteron)	

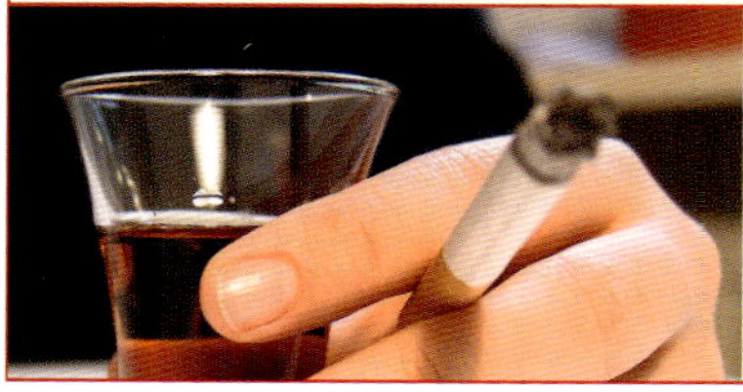

Für Männer und Frauen

- Verbesserung der Diabeteseinstellung
- psychologische Beratung und Behandlung
- Rauchstopp
- weniger Alkohol

Jedoch gilt: Für Menschen, denen Sexualität ihr ganzes Leben lang wichtig war, wird sie es auch im Alter bleiben. Und wer auf Sex keinen so großen Wert legt, wird auch im Alter weniger die Notwendigkeit sehen, therapeutisch einzugreifen.

Informationen vom ISG
Auf der Webseite (www.isg-info.de) können Sie Fachärzte oder eine Selbsthilfegruppe suchen und sich informieren.

Wichtig: die exakte Diagnose

Wichtigste Voraussetzung für eine erfolgreiche Therapie ist die exakte Diagnose beim Hausarzt, Urologen oder Gynäkologen. Die Diagnose ist wiederum Voraussetzung dafür, dass sich der Betroffene einem verständnisvollen Arzt oder Therapeuten (z. B. auch einem Sexualtherapeuten) zuwenden kann, mit dem er seine Probleme offen und ehrlich besprechen kann. Da übermäßiger Alkoholkonsum, Rauchen, auch die regelmäßige Einnahme von bestimmten Medikamenten (Schmerzmittel, Bluthochdrucksenker, Fettsenker etc.) und Drogen ebenfalls Sexualstörungen verursachen können, sollte auch dieser Sachverhalt offen und ehrlich dem Arzt mitgeteilt werden. Auf die gründliche Befragung zur Krankengeschichte (Anamnese) folgt in der Regel eine körperliche Untersuchung, bei der selbstverständlich die Sexualorgane einbezogen werden. Manchmal sind auch Labortests notwendig – z. B. die Bestimmung von Testosteron, Cholesterin, des Blutzuckers, ggf. auch der Schilddrüsenhormone, bei Männern unter Umständen auch des prostataspezifischen Antigens (PSA). Die Bestimmung des Testosterons kann besonders für ältere Diabetiker und adipöse Männer sinnvoll sein, weil ihr Risiko für einen Testosteronmangel doppelt so hoch ist.

Durch spezielle Tests (SKAT-Test) kann der Urologe (Facharzt für Harnorgane und männliche Geschlechtsorgane) herausfinden, ob der Schwellkörper des Penis noch in der Lage ist, auf einen entsprechenden Reiz adäquat zu reagieren. Das Ergebnis der Tests hat Konsequenzen für die medikamentöse Therapie. Außerdem kann man durch eine einfache Durchblutungsmessung der Schwellkörper, aber auch der Beckenarterien bei Mann und Frau, eine

Engstellung der Arterien (Stenose) untersuchen.

Erektionsstörung = Alarm für's Herz

Die erektile Dysfunktion ist aber jedoch auch eines der ersten Anzeichen für eine KHK (=koronare Herzkrankheit). In einer wichtigen Studie mit Herz-Risikopatienten (Ontarget, Transcend) zeigte sich, dass das Sterberisiko bei Männern mit erektiler Dysfunktion (ED) doppelt so hoch war, wie bei Männern ohne ED – ebenso hoch war das Risiko an einem Gefäßschaden, speziell an einem Herzinfarkt zu sterben. Je ausgeprägter die Erektionsstörung, desto höher auch das Risiko! Ein Grund für diese Tatsache könnte die so genannte „Artery-Size-Hypothese“ liefern: Danach führt die Schädigung des Endothels (=Innenwand der Arterien) der kleinen Blutgefäße des Penis sowie auch des corpus cavernosum evtl. eher zu Symptomen (Erektionsstörung) als die Schädigung größerer Gefäße (z. B. Herzkranzgefäße, Beinarterien etc.)

Das Risiko in den folgenden fünf Jahren nach Diagnose der Erektionsstörung am Herzinfarkt zu sterben ist etwa doppelt so hoch wie bei einem Mann ohne erektile Dysfunktion (Prof. Schmailzl, Neuruppin; Circulation, online).

Einem Diabetiker mit erektiler Dysfunktion einfach ein Pille zu geben ohne nach weiteren Risiken zu fahnden ist eher gefährlich und evtl. sogar fahrlässig!

Die wichtige Rolle der Psyche

An dieser Stelle sei noch einmal anzumerken, dass rechtzeitig auch immer überlegt werden sollte, ob nicht ein Psychotherapeut, ein Sexualtherapeut oder Familientherapeut hinzugezogen werden sollte. Die bisherige Therapie der Erektionsstörung scheint äußerst auf die Schwellkörper und den Unterleib fixiert. Wie man am günstigsten an welche Sexpille kommt, ist häufig kostbares Wissen eines Mannes. Aber: Je mehr die Sexualität sowohl des Mannes als auch der Frau erforscht wird, umso deutlicher wird, dass sexuelle Bildeindrücke und somit auch die Erotik sich im Kopf abspielen. Mit diesem Wissen sollte man Sexualstörungen nicht allzu mechanistisch behandeln, vielmehr sollte man Körper und Psyche als Einheit sehen.

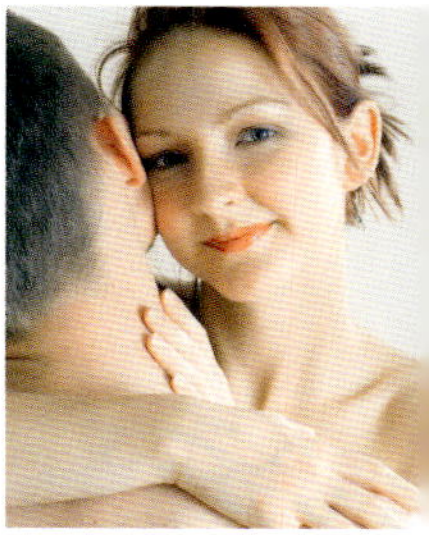

War die Therapie der sexuellen Störung erfolgreich, profitiert häufig die Partnerschaft davon.

Fazit

Ein erfülltes Sexualleben ist oft einer der Schlüssel für ein erfülltes Leben in einer funktionierenden Partnerschaft. Unternehmen Sie etwas, tun Sie den ersten Schritt, wenn Sie sexuelle Probleme haben. Es gibt erfolgreiche Behandlungsmöglichkeiten – sprechen Sie mit jemandem, dem Sie vertrauen. Es lohnt sich!

Sexualstörungen können jedoch auch erste Anzeichen für eine wirklich bedrohliche Erkrankung der Herzkranzgefäße oder auch der Hirn- bzw. Beinarterien sein. Eine rechtzeitige Diagnostik ist auch deshalb unbedingt anzuraten.

Kontaktadresse

Informationszentrum für Sexualität und Gesundheit – ISG

Telefonische Beratung: 01 80/5 55 84 84,
montags bis freitags von
10 bis 12 und von 15 bis 18 Uhr,
14 Cent pro Minute
Internet: www.isg-info.de

Diabetes und Alkohol

Die Dosis macht den Unterschied

Alkoholgenuss: Welche Rolle spielt die Leber?

1. Der Alkohol wird in erster Linie in der Leber abgebaut.
2. Während des Alkoholabbaus ist die Leber oft nicht mehr in der Lage, gleichzeitig Zucker ins Blut abzugeben, um einen ausreichend hohen Blutzuckerspiegel für die Gehirnversorgung aufrechtzuerhalten. Nach dem Genuss von Alkohol kommt es zunächst meist zum raschen Anstieg des Blutzuckers, und zwar durch den im Alkohol enthaltenen Zucker.

Ein Gläschen „in Ehren" ist auch Diabetikern meist möglich.

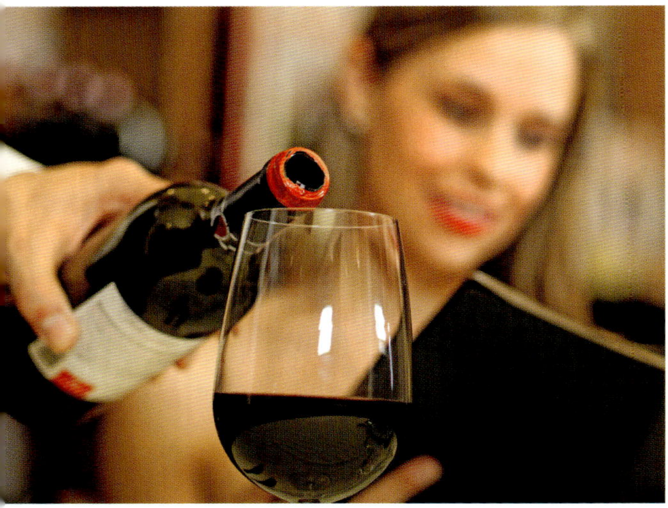

3. Im Rahmen einer schweren Unterzuckerung ist die Leber dann meist auch nicht mehr in der Lage, ausreichend Zucker zu produzieren, um die für das Gehirn notwendigen 50 bis 60 mg/dl (2,8 bis 3,3 mmol/l) im Blut aufrechtzuerhalten (Gegenregulation).
Beispiel: Der Alkohol einer Flasche Bier ist nach ca. drei Stunden abgebaut – die Glukoseproduktion in der Leber erholt sich jedoch erst viel später. Dies ist einer der Gründe, weshalb es zu schweren Unterzuckerungen nach reichlich Alkoholkonsum kommen kann. In dieser Situation wirkt auch die Injektion der „Notfallspritze" (Glukagon subkutan oder intramuskulär gespritzt) durch eine Begleitperson nicht – die Leber ist quasi durch den Alkoholabbau blockiert. Hier hilft nur die Gabe von Traubenzucker (Glukose) durch den Notarzt in die Vene (intravenös).
4. Beachten Sie: Schon ab einem relativ geringen Alkoholspiegel im Blut (ca. 0,45 Promille) ist die Zuckerfreisetzung aus der Leber gestört!
5. Je mehr Alkohol ein Diabetiker trinkt, desto länger und ausgeprägter ist die Zuckerneubildung in der Leber gehemmt. Zu einer schweren Unter-

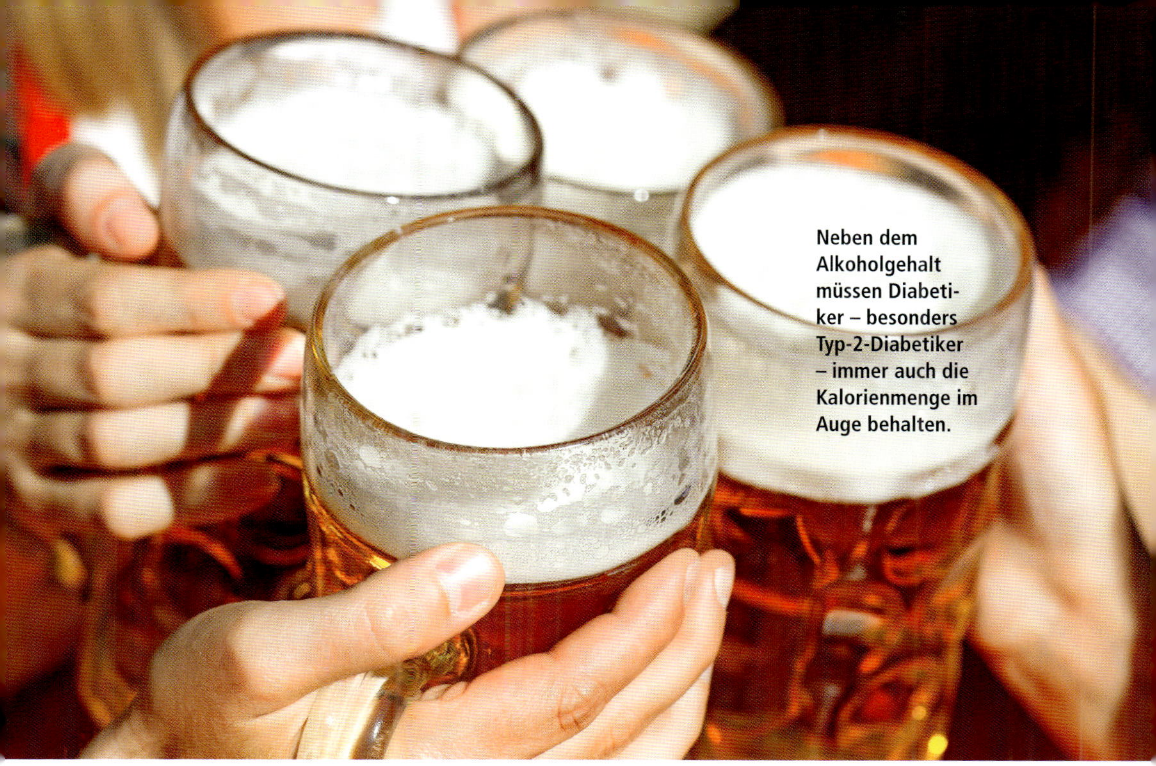

Neben dem Alkoholgehalt müssen Diabetiker – besonders Typ-2-Diabetiker – immer auch die Kalorienmenge im Auge behalten.

zuckerung kommt es nach abendlichem Alkoholkonsum meist erst in der Nacht (also vier bis acht Stunden später) – besonders nach einer vorausgegangenen Insulininjektion und wenn zu wenig Kohlenhydrate gegessen wurden. Manche Patienten berichten sogar noch von „Spät-Unterzuckerungen" am nächsten Vormittag!

Der Alkoholgehalt in einem Getränk lässt sich nach folgender Formel in etwa ausrechnen:

Menge des Getränkes in ml x (Vol%/100) x 0,8 = Gramm reinen Alkohols

Beispiel:

1 Bier (0,2l)	mit 4,8 Vol% = 7,7 g Alkohol
Glas Wein (0,1l)	mit 11 Vol% = 9 g Alkohol
	mit 14 Vol% = 11 g Alkohol

(nach: Deutsches Diabetes-Zentrum, Düsseldorf)

Die aktuellen Grenzwerte für den Alkoholkonsum sowohl für Männer als auch für Frauen mit Diabetes liegen nach den neuesten Diabetes-Ernährungsleitlinien für Frauen praktisch nur noch bei 10 g Alkohol (etwa ⅛ l Wein) und für Männer mit Diabetes bei 20 g Alkohol (500 ml Bier oder ¼ l Wein) pro Tag (toxische Grenze für Männer: etwa 40 g täglich, bei Frauen: 20 g täglich – je nach Studie!). Im Zusammenhang mit Alkohol müssen Patienten mit Diabetes neben der Wirkung von Insulin auch andere Faktoren berücksichtigen, die eine Unterzuckerung fördern, z. B. körperliche Aktivitäten wie Sport, Tanzen oder auch Sex!

Während Alkohol früher insbesondere wegen des Zuckergehaltes für Diabetiker tabu war, ist er heute besonders zum Essen und in Gesellschaft in geringen Mengen sicher unbedenklich – auf der anderen Seite werden die chronischen Folgen des Alkohols allzu oft verharmlost. Je nach erblicher Veranlagung, psychischer Verfassung und Umweltsituation kann sich bei dem einen früher, bei dem anderen später eine Abhängigkeit vom Alkohol entwickeln, die oft so langsam und unauffällig voranschreitet, dass sie kaum bemerkt wird. Wird sie auffällig, ist häufig schon ein chronisches Stadium erreicht, das nur sehr schwer zu behandeln ist. Andererseits hat Alkohol grundsätzliche negative Effekte, die auch oder gerade Diabetiker berücksichtigen sollten.

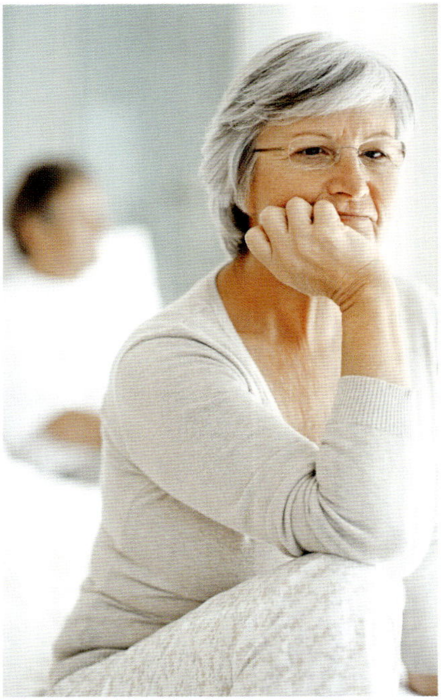

Alkoholkonsum wirkt nicht stimulierend, sondern eher negativ auf ein normales Sexualleben.

Folgen des Alkohols, die speziell Diabetiker angehen

Toxischer Leberschaden

Nicht selten ist Alkohol Ursache des pankreopriven Diabetes – von manchen auch Typ-3-Diabetes genannt.

Alkohol kann einen toxischen Leberschaden verursachen (direkte Giftwirkung). Alkoholkonsum kann bereits in kleinen regelmäßigen Mengen eine Leberverfettung (Fettleber) bis hin zur Leberzirrhose verursachen. Die Leber ist dann oft nicht mehr in der Lage, ausreichend Zucker zu speichern und somit auch bedarfsgerecht abzugeben, z. B. im Rahmen einer Unterzuckerung.

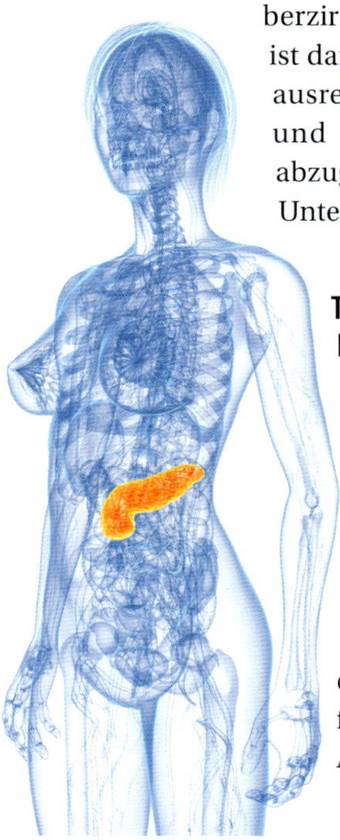

Toxische Schäden an Magen, Darm und Bauchspeicheldrüse

Direkte Giftwirkungen durch den Alkohol finden sich auch im Mund, der Speiseröhre, an den Zähnen, im Magen-Darm-Trakt und auch in Form einer chronischen Entzündung der Bauchspeicheldrüse – diese findet sich bei nahezu 30 % aller Alkoholiker und kann zu einer kompletten Zerstörung der Betazellen führen. Auf diese Weise entsteht ein pankreopriver Diabetes, also ein Diabetes durch eine Bauchspeicheldrüsenerkrankung.

Sexualstörungen

Störungen der Sexualität zeigen sich bei Männern oft als Potenzstörungen, bei Frauen als Libidoverlust (Verlust des sexuellen Verlangens) – manchmal schon sehr früh.

Polyneuropathien

Nicht selten sind Nervenschäden auf chronischen Alkoholabusus zurückzuführen – besteht gleichzeitig noch

Einige Regeln, die Diabetiker beim Alkoholkonsum unbedingt beachten sollten:

- Trinken Sie möglichst keinen hochprozentigen Alkohol (Wodka etc.) – eher Wein oder Bier in kleinen Mengen.
- Essen Sie immer etwas dazu (Kohlenhydrate in Form von Brezeln, Salzstangen etc.).
- Die Kohlenhydrate im Alkohol (z. B. Bier) nie (!) mit berechnen bei der Injektion von Insulin
- Über Nacht eher einen höheren Blutzucker (z. B. 200 mg/dl (11,1 mmol/l)) akzeptieren!
- Alkoholfreie Biersorten (schmecken heute sogar!) bevorzugen – sie enthalten keinen Alkohol und viel weniger Kalorien als herkömmliche Biere (Gewicht!).
- Fahren Sie nie (!) Auto unter Alkoholeinfluss (→ Hypogefahr → Führerscheinentzug – manchmal für immer!).

Die Beachtung dieser Regeln kann sowohl Ärger als auch schwerwiegende Folgen vermeiden.

eine schlechte Blutzuckereinstellung, kann sich der Schaden natürlich noch potenzieren.
Diabetiker mit bereits bestehenden neuropathischen Beschwerden (z. B. Kribbeln, Taubheit an den Füssen etc.) sollten deshalb dringend die Einstellung ihres Blutzuckers optimieren und für längere Zeit (z. B. für sechs Monate) auf Alkohol verzichten. Nicht selten gehen so gerade in den Anfängen der Erkrankung die Beschwerden zurück.

Fazit

Alkohol ist in unserer „zivilisierten" Welt für viele nicht mehr wegzudenken. In kleinen Mengen genossen – ob in Gesellschaft oder alleine – hat er in der Regel keine negativen Auswirkungen und einigen Studien zufolge sogar schützende Funktionen.
Für Diabetiker gelten jedoch die genannten kritischen und vorbeugenden Hinweise, die Beachtung verdienen!

Tabellenanhang

< bedeutet: kleiner/weniger als
≤ bedeutet: kleiner/weniger als oder gleich
> bedeutet: größer/mehr als
≥ bedeutet: größer/mehr als oder gleich

Bauchumfang	
Männer	**Frauen**
< 102 cm	< 88 cm

Wichtige Normalbefunde (wenn keine Folgeschäden vorliegen)	
HbA_{1c}-Wert	4,5–6,0 % (<42 mmol/molHb)
Blutzucker nüchtern	< 110 mg/dl
Blutzucker, 2 Stunden nach dem Essen (pp = postprandial)	< 145 mg/dl
Cholesterin	≤ 200 mg/dl
HDL-Cholesterin	Männer: > 40 mg/dl; Frauen: > 35 mg/dl
LDL-Cholesterin	< 100 mg/dl
Triglyceride	≤ 150 mg/dl
Blutdruck	< 130/85 mmHg
Blutdruck bei Proteinurie	< 120/80 mmHg

Unterschiede zwischen Normalinsulin und Kurzzeit-Analoginsulin

	Normalinsulin	kurzwirksame Insulinanaloga
Wirkeintritt	nach ca. 30–45 Minuten	nach ca. 15 Minuten
Wirkmaximum	nach 2,0–3,0 Stunden	nach 1,0–1,5 Stunden
Wirkdauer	ca. 4,0–6,0 Stunden	ca. 2,0–4,0 Stunden
Zwischenmahlzeit	in der Regel wegen der längeren Wirkdauer von Normalinsulin erforderlich	in der Regel nicht erforderlich; separat berechnen und spritzen, falls sie eine relativ hohe BE-Menge umfasst
Blutzuckerkorrektur	nach 3–4 Stunden möglich	nach 2–3 Stunden möglich
Mischen mit NPH-Insulin möglich	ja	nein

Blutzucker-Zielwerte nach DDG und IDF

Zielwerte unter Therapie		DDG (Deutsche Diabetes-Gesellschaft)	IDF, ADA, EASD
HbA_{1c}-Wert	Typ 1	< 6 % (42 mmol/molHb)	< 6,5 % (48 mmol/molHb)
	Typ 2	< 6,5 % (48 mmol/molHb)	< 7,0 % (53 mmol/molHb)
Blutzucker	nüchtern	< 110 mg/dl (< 6,1 mmol/l)	< 100 mg% (< 5,5 mmol/l)
	2 Std. nach d. Essen	< 145 mg/dl (< 8,1 mmol/l)	< 140 mg% (< 7,8 mmol/l)

Quelle: DDG (Deutsche Diabetes Gesellschaft) 2003, IDF 2012

Definition des Gewichts nach WHO (Weltgesundheitsorganisation)

Definitionen	BMI in kg/m²	Größe 1,60 m Gewicht in kg	Größe 1,78 m Gewicht in kg
Untergewicht	< 18,5	< 47,5	< 58,5
Normalgewicht	18,5 – 24,9	47,5 – 64,0	58,5 – 79,0
Übergewicht	25 – 29,9	64,0 – 76,5	79,0 – 95,0
Adipositas Grad 1	30 – 34,9	76,5 – 89,5	95,0 – 110,5
Adipositas Grad 2	35 – 39,9	89,5 – 102,0	110,5 – 126,5
Adipositas Grad 3	> 40,0	> 102,0	> 126,5

BMI = Body-Mass-Index

Der Spritz-Ess-Abstand (SEA)

Blutzucker vor dem Essen	Spritz-Ess-Abstand (SEA) bei Normalinsulin	bei Kurzzeit-Analoginsulin
unter 60 mg/dl	erst Hypo behandeln (mit 1 – 2 schnellen BE)	
60 – 80 mg/dl	spritzen und gleich essen	nach dem Essen spritzen
80 – 120 mg/dl	10 – 20 Minuten	direkt vor dem Essen spritzen
120 – 200 mg/dl	20 – 30 Minuten	0 – 15 Minuten
200 – 250 mg/dl	35 – 45 Minuten	15 – 20 Minuten
über 250 mg/dl	• Azeton messen, Korrektur spritzen • vor dem Essen erneut Blutzucker testen • erst essen, wenn BZ unter 200 mg/dl (11,1 mmol/l) liegt	
genereller Tipp	• morgens eher längerer SEA • mittags eher kürzerer SEA, bei Kurzzeit-Analoginsulin kein SEA	

Lexikon

A

a-	keine, weg, ohne; Beispiel: abakteriell
ADA	American Diabetes Association (Amerikanische Diabetes-Gesellschaft)
Adiponektin	Hormon der Bauchfett-Zellen
Adipositas	krankhafte Fettleibigkeit
-ämie	im Blut, Blut; Beispiel: Hyperglykämie
AHA	American Heart Association (Amerikanische Kardiologische Gesellschaft)
Albumin	bestimmtes Eiweiß
Albuminurie	Eiweißausscheidung im Urin
Angio-	Gefäß
Angiopathie	Gefäßveränderung
anti-	gegen
Arteriosklerose	Arterienverkalkung
autoimmun	Antikörperbildung gegen körpereigene Substanzen
Autonome Neuropathie	Nervenschädigung der vegetativen Nerven (Organe)
Azidose	Übersäuerung des Blutes

B

Basalinsulin	Langzeitinsulin
Betazellen	insulinproduzierende Zellen in der Bauchspeicheldrüse
BMI (Body Mass Index)	Körper-Massen-Index
B.O.T.	basal unterstützte orale Therapie = orale Antidiabetika + Basalinsulin
Broteinheiten	1 BE (Broteinheit) entspricht 10 – 12 g Kohlenhydrate (zusammengesetzte Zucker)

C

Cholesterin	Fettbestandteil, befindet sich in allen menschlichen Körperzellen, Grundsubstanz vieler Hormone
CT	konventionelle Insulintherapie

D

Dawn-Phänomen	Blutzuckeranstieg in den frühen Morgenstunden
DDG	Deutsche Diabetes-Gesellschaft
DDU	Deutsche Diabetes-Union
Diastole	Erschlaffungsphase z. B. des Herzmuskels
Doppler- und Duplexuntersuchung	Ultraschalluntersuchung der Gefäße inkl. Blutströmung

E

Eingeweidefett .... Fett um die Organe herum
Embolie .... Verschluss eines arteriellen Gefäßes durch ein Blutgerinnsel

F

Fettstoffwechsel .... Gesamtheit der bio-chemisch-physikalischen Abläufe der Fettsubstanzen
Fructosamin .... Form der verzuckerten Plasmaeiweiße (ähnlich dem HbA_{1c})

G

Gastroparese .... Magenlähmung
Gastropathie, diabetische .... Magenstörung, durch den Diabetes verursacht
Gegenregulation .... Zuckerausschüttung aus der Leber (Glukagon-vermittelt) nach einer Unterzuckerung
Glukose .... Traubenzucker
Glukagon .... Gegenspieler des Insulins (in den β-Zellen der Bauchspeicheldrüse)
Glykogen.................................. tierische Stärke in Leber und Muskel
- graphie .... Darstellung; Beispiel: Angiographie

H

Hämoglobin .... roter Blutfarbstoff
HbA_{1c}-Wert .... Blutzuckerlangzeitwert (verzuckerter roter Blutfarbstoff)
Herzinsuffizienz .... Herzschwäche
Hyper- .... zu viel, zu hoch
Hyperinsulinämie .... vermehrte Insulinspiegel im Blut
Hyperkalorische Ernährung .... Ernährung, die zu viel Kalorien enthält
Hyperosmolar .... hohe Konzentration gelöster Substanzen, z.B. Zucker, im Blut = hohe Osmolalität
Hypertonie .... Bluthochdruck
Hypo- .... unter, zu niedrig
Hypoglykämie .... Unterzuckerung
Hypoglykämie-Wahrnehmungsstörung .... das eigene „Unvermögen", eine Unterzuckerung zu bemerken, Gefahr z.B. nach langer Diabetesdauer

I

ICT .... intensivierte konventionelle Insulintherapie
IDF .... Internationale Diabetes Föderation
Inkretine .... Hormone aus der Darmwand
Insulinanaloga .... „Kunstinsuline"
Insulinantwort .... Reaktion auf Insulin
Insulineinheit .... 1 IE Insulin senkt den Blutzucker um etwa 30 mg – 60 mg

Insulinresistenz	Unempfindlichkeit auf das eigene Insulin
Insulinspareffekt	weniger Insulin nötig

K

kardiovaskulär	das Herz-Kreislauf-System betreffend
Ketoazidose	Übersäuerung des Blutes durch Abbauprodukte des Fettes im Blut
KHK	Koronare Herzerkrankung, Erkrankung der Herzkranzgefäße
Kompensationsphase	Phase während der die nachlassende Insulinwirkung durch Mehrproduktion ausgeglichen wird
Koronarien	Herzkranzgefäße-
Kurzzeitinsulin	kurz wirkendes Insulin, Mahlzeiteninsulin

M

Mahlzeiteninsulin	Kurzzeitinsulin, das zu den Mahlzeiten gespritzt wird
Makro-	groß, größere
Makroalbuminurie	größere Mengen Eiweißausscheidung im Urin (> 300 mg/24 h)
Makroangiopathie	Erkrankung der größeren und großen Gefäße (Beine, Bauch, Herz, Gehirn)
makrovaskulär	die großen Gefäße betreffend
Makulopathie	Erkrankung der Makula der Netzhaut (= gelber Fleck)
Metabolisches Syndrom	Stoffwechselsyndrom, Wohlstandssyndrom
Mikro-	klein, kleinste
Mikroalbuminurie	mäßig erhöhte Eiweißausscheidung im Urin (30 – 300 mg/24 h)
Mikroangiopathie	Erkrankung kleiner und kleinster arterieller Gefäße (Auge, Niere, Nerven)
Muskelauffülleffekt	nach einer starken Muskelbeanspruchung füllen die Muskeln ihren Zuckervorrat wieder auf

N

NAFDM	National Action Forum for Diabetes mellitus (Nationales Aktionsforum Diabetes mellitus)
NCEP	National Cholesterol Education Program (Amerikanische Fettliga)
Nephropathie	Nierenschaden
Neuro-	den Nerv betreffend
Neuropathie	Nervenschaden
Normalinsulin	Kurzzeitinsulin, Mahlzeiteninsulin
NPH-Insulin/	lang wirkendes Insulin («**N**eutral **P**rotamin **H**agedorn»)
Nüchtern-Blutzucker	der in Nüchternzustand gemessene Blutzucker

P

-pathie	Leiden

pAVK .... Schaufensterkrankheit (= periphere arterielle Verschlusskrankheit)
Plaques .... Kalkablagerungen in Gefäßen
Poly- .... viele, mehrfach
postprandial .... nach dem Essen
Prädiabetes .... Vorstufe des Diabetes, häufig „Metabolisches Syndrom"
präprandial .... vor dem Essen
prandial .... zum Essen
Proliferation .... Wucherung, Neubildung
Proteinurie .... Eiweißausscheidung im Urin

R

relativer Insulinmangel .... das genügend vorhandene Insulin wirkt nicht richtig
Remissionsphase .... Erholungsphase der β-Zellen zu Beginn der Diabetes-Typ-1-Erkrankung
Retinopathie .... Netzhauterkrankung (Auge)

S

Schaufensterkrankheit .... Durchblutungsstörung der Beine (pAVK)
S.I.T. .... supplementäre Insulintherapie = orale Antidiabetika + Mahlzeiteninsulin
-skopie .... Betrachtung, Spiegelung; Beispiel: Gastroskopie (Magenspiegelung)
Stammfettsucht .... Bauchfettsucht (am „Stamm")
subkutanes Fett .... Fett unter der Bauchhaut, in das z. B. Insulin injiziert wird
Syndrom .... Gruppe von gleichzeitig auftretenden Krankheitssymptomen
Systole .... Phase der Zusammenziehung z. B. des Herzmuskels

T

Thrombose .... Gefäßverschluss durch Blutgerinnsel in einer Vene

U

Ulcus .... Geschwür
-urie .... Ausscheidung im Urin; Beispiel: Albuminurie (Eiweißausscheidung im Urin)

V

vegetatives Nervensystem .... Eingeweidenervensystem
Verzögerungsinsulin .... Basalinsulin, lang wirkendes Insulin

W

Wohlstandssyndrom .... „Metabolisches Syndrom", Stoffwechselsyndrom

Index

Mehr Informationen zum Thema Diabetes

Zeitschriften

Diabetes-Journal
Deutschlands größte Abo-Zeitschrift für Menschen mit Diabetes
40,80 € für 12 Ausgaben pro Jahr
www.diabetes-journal.de

Diabetes-Eltern-Journal
Magazin für Eltern diabetischer Kinder
14,60 € für 4 Ausgaben pro Jahr
www.diabetes-eltern-journal.de

Veranstaltung

diabetestour – Ihr Gesundheitstag vor Ort –
www.diabetestour.de

Internet

www.diabetes-journal.de
www.kirchheim-shop.de
www.kirchheim-verlag.de

Bücher

Was ein Diabetiker alles wissen muss
Prof. Dr. med. Berend Willms
14,50 € ISBN 978-3-87409-549-5

Diabetes akzeptieren und Motivation gewinnen
Achim Stenzel
12,50 € ISBN 978-3-87409-525-9

Gesundheits-Pass Diabetes
2,60 €, KI43971

CGM – und Insulinpumpenfibel
Ulrike Thurm / Dr. med. Bernhard Gehr
24,90 € ISBN 978-3-87409-535-8

Insulinabhängig?
Dr. med. Kinga Howorka
17,50 €, ISBN 978-3-87409-507-5

Fit wie ein Diabetiker
Hans Lauber
14,50 €, ISBN 978-3-87409-521-1

Zucker zähmen!
Hans Lauber
19,90 € ISBN 978-3-87409-546-4

Mit Lafer leicht genießen
Johann Lafer
17,90 € ISBN 978-3-87409-530-3

Himmlisch Backen mit Stevia und Co
Kirsten Metternich
17,90 € ISBN 978-3-87409-548-8

Die Diabetes-Journal-Diät
Kirsten Metternich
13,50 €, ISBN 978-3-87409-419-1

Schlemmen wie ein Diabetiker
Hans Lauber
24,80 €, ISBN 978-3-87409-533-4

Erfolgreich abnehmen bei Diabetes
Dr. med. Dagmar Hauner / Prof. Dr. med. Hans Hauner
15,00 €, ISBN 978-3-87409-528-0

Diabetes- und Sportfibel
Ulrike Thurm und Dr. med. Bernhard Gehr
19,90 €, ISBN 978-3-87409-457-3

Das Diabetes-Nordic-Walking-Buch
Dr. Wolf-Rüdiger Klare / Volker Schildt
12,90 €, ISBN 978-3-87409-455-9

Das Diabetes-Rechtsfragen-Buch
Oliver Ebert
17,90 €, ISBN 978-3-87409-450-4

Diabetes, Schwangerschaft & Kinderglück
Birgit Kuhn
11,50 €, ISBN 978-3-87409-377-4

Alle Titel im Buchhandel oder unter www.kirchheim-shop.de